Mia Bach

AF221811

Analfissur natürlich kurieren!

Ein Praxisleitfaden zur Behandlung von
Analfissuren mit Tipps zu Ernährung,
Physiotherapie, Bewegung und
Hausmittelchen!

Inklusive köstlicher Rezepte für eine
gesunde Ernährung!

Impressum

© 2020 Bach, Mia
Herstellung und Verlag: BoD – Books on Demand, Norderstedt
ISBN: 9783751998420

Mail: Info@analfissur-kurieren.de
Web: Analfissur-kurieren.de

Alle Rechte vorbehalten

Das Werk einschließlich aller seiner Teile ist urheberrechtlich geschützt. Jede Verwertung außerhalb der Grenzen des Urheberrechts ohne Zustimmung des Autors ist unzulässig.

Kein Teil dieses Buches darf ohne ausdrückliche schriftliche Genehmigung des Herausgebers reproduziert oder in einem Abrufsystem gespeichert oder in irgendeiner Form oder auf irgendeine Weise elektronisch, mechanisch, fotokopiert, aufgezeichnet oder auf andere Weise übertragen werden.

Wichtiger Hinweis: Alle Informationen in diesem Buch sind sorgfältig recherchiert, ersetzen jedoch keinen Arztbesuch. Falls Sie Beschwerden haben, sollten Sie einen Arzt aufsuchen. Jeder Leser ist für sein eigenes Handeln verantwortlich. Die Autorin kann für eventuelle Nachteile, die aus den im Buch gegebenen Hinweisen erfolgen, keine Haftung übernehmen.

Das eBook enthält Links zu externen Webseiten Dritter, auf deren Inhalt die Autorin keinen Einfluss hat. Deshalb kann diese für die fremden Inhalte auf diesen Seiten keine Gewähr übernehmen. Für die Inhalte der Webseiten ist der jeweilige Betreiber verantwortlich. Die Inhalte der Webseiten können nach einiger Zeit nach Veröffentlichung des Buches veralten oder nicht mehr existieren.

Cover: © by Mia Bach

Inhalt

Persönliches Vorwort

Moin liebe Leserin, moin lieber Leser,

vielen Dank, dass Sie sich mein eBook gekauft haben.

Ich weiß, dass der Anlass dafür nicht erfreulich ist, denn glauben Sie mir, ich weiß genau, wie es Ihnen geht! Ich hatte vor ein paar Jahren auch das „Vergnügen", eine chronische Analfissur zu haben. Zuerst hatte ich versucht, sie selbst zu behandeln. Dann ging ich, ahnungslos wie ich war, nicht gleich zum Proktologen, sondern zu meinem Frauenarzt, der - kurz vor der Rente stehend - die Sache nicht ernst nahm und mir auch noch die falsche Salbe aufschrieb.

Und so saß ich dann Weihnachten mit unglaublichen Schmerzen am Tisch der Familienfeier. So ein Festessen ist ja schließlich genau das Richtige, wenn man sich vor jedem Toilettengang fürchtet, nicht wahr?

Aber da meine Eltern Ärzte sind, war ich zum Glück in den besten Händen. Ich bekam endlich eine vernünftige Diagnose und wurde zum Proktologen geschickt. Der hat mir zwar endlich gesagt, was ich habe, mir ein Rezept für eine Salbe und ein Mittel, das den Stuhl weichmachen soll in die Hände gedrückt und mich so wieder nach Hause geschickt.

Viel schlauer war ich danach auch nicht!

Ich habe brav alle paar Stunden die Salbe aufgetragen, morgens das Mittel in Wasser aufgelöst, getrunken, aber wirklich geholfen hat mir das alles nicht. Ich hatte so viele Fragen! Was durfte ich überhaupt essen? Welche Sportarten durfte ich machen? War Radfahren noch drin? Oder wenigstens Schwimmen? Und ich fragte mich natürlich auch, ob es noch andere Tricks und Tipps gab, um die Fissur ohne Komplikationen abheilen zu lassen.

Eines sollte man nicht machen, nämlich in Foren lesen, welche Komplikationen es geben kann! Das kann ich Ihnen sagen! Andererseits machen die Horrorgeschichten aus einem den bravsten und vorbildlichsten

Patienten. Denn wer will schon operiert werden und vielleicht am Ende einen künstlichen Darmausgang haben!

In den nächsten Wochen und Monaten recherchierte ich stundenlang im Internet, probierte viele Sachen aus, stellte meine Ernährung komplett um und sah erste Erfolge. Doch all diese Dinge hatte ich mir mühsam zusammen suchen müssen, es gab überall auf den Webseiten nur die üblichen Empfehlungen und manchmal sogar kontraproduktive Tipps. Es war ein langer Weg.

Es ist kein angenehmes Thema und niemand schreibt darüber ohne zu zögern. Was mich schließlich doch noch dazu bewog, darüber zu schreiben war, dass ich einen Schlussstrich unter diese extrem unangenehme Erfahrung ziehen, es abschließend verarbeiten wollte. Und es war so etwas wie ein Pflichtgefühl: Ich wollte Leidensgenossen dabei helfen, ihre Beschwerden möglichst komplikationslos und schneller als ich loszuwerden. Eine Abkürzung sozusagen ...

Ich kann mich noch gut an diese unglaublichen Schmerzen erinnern, an die Frustration und Verzweiflung auf dem Klo, die Angst, unterwegs aufs Klo zu müssen und dann den Hintern nicht richtig sauber machen zu können oder womöglich hartes Klopapier vorzufinden.

Wenn Sie mein Programm befolgen, sich an die Ratschläge halten und nicht aufgeben, dann sind Sie auf einem guten Weg, in ein paar Wochen oder Monaten ihre Beschwerden wieder ganz los zu sein! Bei mir hat es anderthalb Jahre gedauert, bis meine sehr tiefe Fissur wieder verheilt war. Wenn ich das geschafft habe, schaffen Sie das auch! Glauben Sie an sich und seien Sie lieb zu sich selbst, Sie schaffen das! Nicht verzweifeln oder aufgeben.

P.S.: Sie werden nach kürzester Zeit dank ihrer liebenswerten Familie alle Witze, Sprüche und Wortschöpfungen rund um das Thema „Arsch" kennen :D Obwohl Ihre Laune wahrscheinlich im Arsch ist, lachen Sie einfach mit und ansonsten kann es ihnen am Arsch vorbei gehen! :D Wer die Arschkarte hat, braucht für den Spott nicht zu sorgen!

Einleitung

Was ist eine Analfissur?

Hier reißt die empfindliche Haut im Analkanal ein, mit der Folge, dass sich ein Geschwür bildet. Häufige Ursache ist eine Verstopfung mit dem folgenden starkem Herauspressen von hartem Kot. Man denkt als glücklicher Laie nun wirklich nicht, dass der Arsch durch so etwas leicht „in Arsch gehen", ja richtig kaputt gehen kann, bis man selbst plötzlich auf

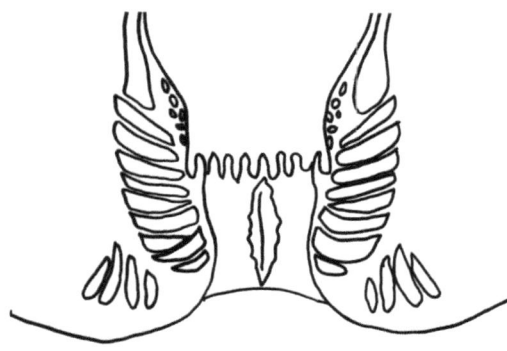

dem stillen Örtchen aufschreit und entsetzt auf das blutige Papier starrt.

Auch Hämorrhoiden oder Durchfall können für dieses wahrlich einschneidende Erlebnis verantwortlich sein. Eine Fissur kann auch durch Erkrankungen wie Morbus Crohn ausgelöst werden, aber auch durch eine Geburt oder sehr heftigen bzw. ohne Erfahrung durchgeführten Analsex.

Wer selbst betroffen ist, der weiß, dass der Einriss sehr starke und brennende Schmerzen beim Stuhlgang verursacht. Als ob das noch nicht ausreichen würde, sieht man dann noch als Krönung Blut im Stuhl oder auf dem Toilettenpapier. Das schockt nicht nur beim ersten Mal. Juckreiz und Brennen können ebenfalls Anzeichen für eine Analfissur sein. Diese Krankheit kann in jedem Alter auftreten, unabhängig vom Geschlecht.

Ursachen für eine Analfissur

Wer Angst vor Stigmatisierung hat, sollte wissen, dass die Proktologen nur sicher stellen wollen, dass die Wunde abheilen kann und, dass danach nicht noch einmal die Schleimhaut im Afterbereich einreißt. Und Proktologen haben schon alles gesehen und gehört!

Wie gesagt, ist in den meisten Fällen eine Analfissur eine Folge von Verstopfung, durch die der Stuhl hart wird und für die Entleerung ein starkes Pressen erforderlich ist. Dafür muss man nicht mal besonders ungesund essen, es reicht schon, wenn man sich ein paar Tage vermehrt von Weißmehl, Pommes, Pizza und Kuchen ernährt und wenig Ballaststoffe zu sich nimmt.

Verstopfung wird so definiert, dass man vier Tage nicht sein Geschäft auf dem Klo abgewickelt und das Gefühl hat, dass es das noch nicht war. Wenn das länger als drei Monate so geht, spricht der Mediziner von chronischer Verstopfung. Bei manchen Menschen bleibt das große Geschäft bis zu zwei Wochen aus.

Was Sie auf keinen Fall tun sollten, ist aus Angst vor den Schmerzen, nicht auf die Toilette zu gehen und sich den Stuhlgang zu verkneifen. Denn das verstärkt den Teufelskreis aus Angst und Nichtgehen nur noch mehr, da der Stuhl dann nur noch dicker und härter wird. Das Pressen beim Stuhlgang wird immer schmerzhafter, der Schließmuskel verkrampft und es können so weitere Schleimhauteinrisse entstehen.

Also lieber tief durchatmen, Schmerzmittel nehmen und auf in den Kampf ;) Tatsächlich ist auch sinnvoll sein, das Poloch und ein Stück des Enddarms einzucremen oder einzuölen. Ist der Analbereich zu trocken, kann er in einer solchen Extremsituation eher einreißen. Dazu unter Therapie noch mehr!

Standardtherapie

Bei der schulmedizinischen Behandlung von vielen Patienten mit einer akuten Analfissur wird darauf geachtet, dass der Stuhl weich bleibt, was häufig mit Medikamenten wie Macrogol erreicht werden soll. Viele Proktologen verschreiben auch eine Salbe zum Einreiben, die hauptsächlich aus Fett besteht. Patienten mit leichten Verletzungen kommen damit gut zurecht und eine akute Analfissur heilt meist so aus.

Von einer chronischen Analfissur spricht man, wenn die Beschwerden immer wieder auftreten und nicht richtig abklingen. Bei einer chronischen Analfissur kann sich am After eine Vorpostenfalte bilden. Das ist eine Hautverdickung, die zwar ungefährlich ist, aber bei der Pohygiene stören kann. Weitere Beschwerden können ein Analfibrom, das ist ein gutartiges Bindegewebsknötchen, sowie narbige, wulstige Randwälle um das Geschwür herum oder Fistelgänge (Gangbildung) sein. Bei einer chronischen Analfissur empfehlen viele Ärzte eine Operation.

Ursachen für Verstopfung

Verstopfung ist so definiert, dass sich der Darm nur wenig bewegt und sein Inhalt nur langsam Richtung Darmausgang bewegt. Der Stuhl wird immer dicker und härter, die Angst wächst, ein wahrer Teufelskreis.

Organische Ursachen für eine Verstopfung können Stoffwechselstörungen wie Diabetes Mellitus oder eine Schilddrüsenunterfunktion sein, sowie krankhafte Veränderungen des Darms, etwa wie vermehrte Einlagerung von Kollagen in die Darmwand. Nerven- und Bindegewebserkrankungen oder Nebenwirkungen von Medikamenten wie Psychopharmaka, Betablocker, Schlaf- und Beruhigungsmittel, aluminiumhaltige Säurebinder, Eisenpräparate, Diuretika usw. können diese auch auslösen. Häufiger Einsatz von Abführmitteln kann dazu führen, dass der Darm quasi faul wird und nicht mehr richtig die Reize zur Bewegung wahrnimmt.

Die Trägheit des Darms wird durch eine ballaststoffarme Ernährung sowie zu wenig Flüssigkeit und Bewegung noch verschlimmert.

Analfissur heilen ohne Operation

Die häufigsten Ursachen für eine Verstopfung und damit für die Entstehung einer Fissur sind gleichzeitig auch die, welche man selbst ganz einfach und kostengünstig beseitigen kann.

Dafür braucht man kein Rezept, keine guten Ratschläge von einem Proktologen oder ein teures Fitnesscenter.

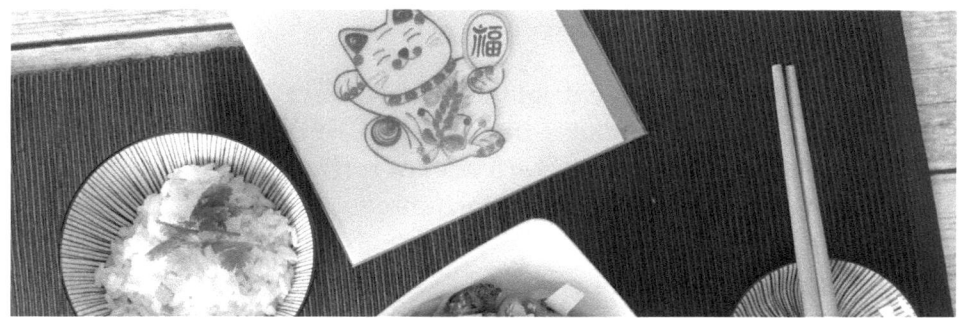

Ernährung

Fangen wir mit der Ernährung an, denn da sind Änderungen sehr einfach umzusetzen. Wenn Sie die Ernährung umstellen, werden Sie schon nach kurzer Zeit keine Panik mehr vor dem Gang zur Toilette haben, denn dann wird der Stuhl auch ohne Chemie ganz weich sein und vor allem regelmäßig kommen, so dass Sie auch mit großer Wahrscheinlichkeit keine Abführmittel oder Ähnliches mehr brauchen.

Guckt man nachmittags das deutsche öffentlich-rechtliche Fernsehen, kann man den Eindruck gewinnen, dass ganz Deutschland unter Verstopfung leidet, da so viel Werbung für Abführmittel gesendet wird. Und tatsächlich scheint es eine Volkskrankheit zu sein, denn 2018 nahmen laut deutschem Online-Portal für Statistik, Statista, 1.020.000 Menschen ein bis zweimal die Woche Abführmittel ein.

Diese Zahlen machen umso mehr traurig, da Verstopfung keine Krankheit ist (jedenfalls solange sie nicht eine Folge von anderen Krankheiten ist), sondern ein Symptom für eine schlechte Ernährung.

Eine schlechte Ernährungsweise enthält zu viel Fett, Eier, Milchprodukte, Weißmehl, industriell verarbeitete Nahrungsmittel und nicht genug Ballaststoffe. Es ist nun mal so, dass Fleisch und Milchprodukte null Ballaststoffe enthalten.

Um zu verstehen, wie unsere Verdauung funktioniert, müssen wir uns den Darm angucken. Er ist etwa 1,5 Meter lang. Die Nahrung wandert quasi Stück für Stück durch die Bewegungen des Darms (Peristaltik) in

Richtung Darmausgang.

Während dieses Prozesses entzieht der Darm dem Essen Wasser und verwandelt es in Abfallprodukte bzw. Fäkalien. Ist der Darm faul und wird zu viel Wasser absorbiert, wird der Kot trocken und hart. Somit kann er schlecht seine Reise weiter fortführen.

Ballaststoffe

Ihr bester Freund auf dem Weg zur Heilung sind die Ballaststoffe, mit denen sollten Sie sich gut anfreunden. Denn sie bringen den Darm und die Verdauung in Schwung und sorgen für einen weichen Stuhl, der nicht zu Schmerzen führt. Ballaststoffe finden sich vor allem in Vollkornprodukten, Nüssen, Gemüse, Obst und in Samen. Reis und Kartoffeln liefern auch diese guten Freunde.

Es gibt zwei Arten von Ballaststoffen, lösliche und unlösliche. Die löslichen lösen sich in Wasser auf und stecken in Haferflocken, Nüssen, Bohnen, Gerste, Leinsamen, Karotten, Äpfeln und Orangen. Im unteren Darmabschnitt haben sie bereits eine gelartige Konsistenz, die dafür sorgt, dass der Kot wunderbar gleitet.

Unlösliche Ballaststoffe stecken in dunkelgrünem Blattgemüse wie Grünkohl und Salat, Wurzelgemüse und Vollkornprodukten. Sie lösen sich nicht auf und kommen unten quasi so raus, wie sie oben reinkamen.

Der Durchschnitt der Deutschen schafft es meistens gerade mal auf 22 Gramm Ballaststoffe pro Tag, viele verzehren noch wesentlich weniger. Selbst Grundnahrungsmittel liefern genug davon, also eigentlich ist es nicht schwer! Ballaststoffe enthalten übrigens fast keine Kalorien und sind für unsere Gesundheit unverzichtbar. Ein lang anhaltendes Sättigungsgefühl wirkt Übergewicht entgegen und die besten Helfer dafür sind unsere guten Freunde, die Ballaststoffe.

Wenn Sie also Angst haben, dass sie auf dem Klo Schmerzen haben durch zu harten Stuhl, versuchen Sie es doch einfach mal mit Gemüse und Vollkorn ;) Sie werden sehen, Sie brauchen sich kein Buch mehr mitzunehmen für die Sitzung auf der Toilette, denn das Geschäft wird ziemlich schnell abgewickelt sein!

Und unsere guten Freunde verursachen auch keinen Durchfall und Sie müssen auch nicht ständig aufs Klo rennen. :D
Am besten ist es, wenn Sie es schaffen, täglich zwischen 30 und 35 Gramm Ballaststoffe aufzunehmen.

Das ist gar nicht so schwer: Um diese Menge an Ballaststoffen an einem Tag aufzunehmen, reicht schon ein Müsli mit einem Esslöffel Leinsamen, zwei Esslöffel Weizenkleie und drei Esslöffeln Haferflocken und einem am besten ungeschälten Apfel zum Frühstück. Zum Mittag essen Sie dann 250 Gramm gekochten Brokkoli und 200 Gramm Kartoffeln und abends zwei Scheiben Vollkornbrot und 250 Gramm Cocktailtomaten. Insgesamt sind das dann bereits 34 Gramm Ballaststoffe. Wenn Sie die Gerichte dann noch schön würzen, essen Sie gesund und lecker und tun ihrem Darm richtig was Gutes.

Wenn sie es genau wissen wollen, wiegen Sie die Lebensmittel ab und tragen Sie sie in eine App ein. Ich kann zum Beispiel Fddb empfehlen, in der Premiumversion für 20 € im Jahr kann man sich alle Nährstoffe anzeigen lassen.

Gut geeignet sind grundsätzlich Haferflocken, Pumpernickel, Roggen-brot, Kleie, Früchtebrot, alle Gemüsesorten, Trockenfrüchte (v. a. Pflau-men, Aprikosen), Hülsenfrüchte wie Bohnen, Linsen und Erbsen, Nüsse und Samen wie Lein-, Chia- oder Flohsamen.

Pflanzliche Lebensmittel haben den großen Vorteil, dass sie viel Volu-men haben, Wasser und unsere guten Freunde, die Ballaststoffe. Diese ergeben einen voluminösen Stuhl, dieser drückt gegen die Darmwand und löst die Peristaltik aus. Der Darm dehnt sich aus, zieht sich wieder zusammen und transportiert so den Inhalt weiter. Wie eine Raupe, die sich fortbewegt.

Beachten Sie, dass Sie ihren Darm nicht gleich überfordern, falls Sie bis jetzt wenig Gemüse, Obst und Vollkornprodukte gegessen haben. Fangen Sie erst mal damit an, statt Brot zum Frühstück, ein Müsli mit Hafer-flocken, Leinsamen, Weizenkleie und vielen Nüssen und Obst in Joghurt oder Quark zu essen. In der Woche darauf kochen Sie sich zusätzlich dazu mittags eine schöne Gemüsepfanne mit Vollkornreis. Beobachten Sie, wie ihr Darm darauf reagiert. Abends können Sie dann zum Beispiel auch noch einen Salat essen.

Falls Sie Vollkornreis nicht mögen, probieren Sie ruhig ein paar Sorten aus, es gibt durchaus auch schmackhafte Sorten mit viel Aroma. Re-duzieren Sie nach Möglichkeit den Fettgehalt ihrer Ernährung, da Fett ebenfalls eine Verstopfung fördern kann. Nehmen Sie pro Person nur ein bis zwei Esslöffel Öl zum Kochen und einen für den Salat abends.

Wichtig: Wenn Sie unter Diabetes, Bluthochdruck oder anderen Krank-heiten leiden, kann es sein, dass die gesunde Ernährung dazu führt, dass sie die Dosierung ihrer Medikamente wegen der positiven Nebeneffekte anpassen müssen. Messen Sie daher regelmäßig ihren Blutzuckerspiegel sowie den Blutdruck.

Wenn die Verstopfung trotz der Umstellung der Ernährung nicht besser wird, sollten Sie sich von einem Arzt untersuchen lassen. Es gibt zahlrei-che Gründe für eine Verstopfung.

Kleiner Tipp: Wenn Sie vielleicht ein paar Kilo zu viel mit sich herumtra-gen und sowieso auf die Ernährung achten, können Sie auch gleich ein bisschen auf die Kalorien achten. Ich habe in der Zeit mit Kalorien zählen 20 Kilo abgenommen :)

Was Sie essen sollten:

- zuckerarme Obstsorten wie Äpfel, Beeren, Orangen
- Vollkornbrot, -nudeln und -reis, bevorzugen Sie Produkte aus Hafer, Dinkel und Roggen. Müsli ohne Zucker.
- 40 g Nüsse am Tag wie Mandeln, Walnüsse, Haselnüsse, Cashewker-ne, Macadamianüsse, Pinienkerne, Kürbis- und Sonnenblumenkerne
- Viel Gemüse, hier können Sie sich richtig mit satt essen!
- 2 EL Öl am Tag wie Olivenöl, Rapsöl, Walnussöl, Leinöl

- 1x die Woche Fisch (200 g)
- 3x die Woche Fleisch und Wurstwaren, insgesamt nicht mehr als 250 Gramm. Auch Aufschnitt ist Fleisch, Sie sollten sich also lieber für das Fleisch entscheiden.
- Milch- und Milchprodukte in Maßen, fettarme Varianten bevorzugen. Probieren Sie doch auch mal pflanzliche Varianten aus, die liefern gleich noch ein paar Ballaststoffe gratis!

Was Sie nicht mehr essen sollten:

- Produkte aus Weißmehl wie Weißbrot, Toastbrot, Kuchen, Pizza, Nudeln, Pfannkuchen
- Verarbeitete Produkte aus Kartoffeln wie Pommes, Kroketten, Kartoffelbrei, Kartoffelpuffer
- Fertiggerichte und Fast Food
- gezuckerte Obstkonserven, Obstmus, kandiertes Trockenobst, Erdnüsse und gesalzene Nüsse
- Schweine- und Gänseschmalz, Butterschmalz, Palmfett, Sonnenblumenöl, Distelöl
- In Mayonnaise eingelegte Fische
- Verarbeitetes Fleisch wie Leberwurst, Mettwurst, Weißwurst, Salami, Schinkenspeck, Mortadella, Fleischwurst, Bockwurst, Bratwurst, Blutwurst, Fleischkäse/Leberkäse, Nackenfleisch, Bauchspeck
- Mayonnaise, Sahne, Schmand und Creme fraiche

Flohsamenschalen

Flohsamen, die sie in einem Glas Wasser haben aufquellen lassen, können Sie morgens trinken. Das bringt die Verdauung richtig in Schwung und sorgt für einen weichen Stuhl. Dafür lassen Sie einen Esslöffel Flohsamen in einem Glas Wasser ein paar Minuten quellen, gut umrühren und dann alles austrinken. Ja, zuerst braucht es etwas Überwindung, aber man gewöhnt sich dran! Nase zu halten hilft am Anfang.

Wichtig: Füllen Sie das Glas anschließend nochmal mit Wasser und trinken Sie es erneut aus. Denn die Flohsamen brauchen viel Wasser, ohne können sie eine Verstopfung sogar fördern.

Viel Flüssigkeit

Die Ballaststoffe können nur dann ihre wundervolle Arbeit verrichten, wenn sie genug Flüssigkeit haben. Deshalb trinken Sie mindestens 2,5 Liter täglich - Wasser und ungesüßte Kräutertees! Sie können auch Gemüsesäfte trinken, wie Tomatensaft mit eingerührten Leinsamen.

Eine gesunde Darmflora

Bakterien regen nicht nur die Verdauung an und helfen uns beim Kampf gegen Verstopfung, sie stärken auch die körpereigenen Abwehrkräfte. Heute weiß man, dass der Darm unser wichtigstes Zentrum für das Immunsystem ist. Damit dieses uns gesund erhalten kann, ist es wichtig, dass wir eine große Vielfalt an im Darm lebenden Bakterien (Darmflora, Mikrobium) und eine intakte Darmschleimhaut haben. Studien haben gezeigt, dass vor allem eine vegetarische Ernährungsweise für ein gesundes Mikrobium sorgt und so das Risiko für zum Beispiel Morbus Crohn und Colitis ulcerosa senkt bzw. sich die Beschwerden signifikant verbessern.

Einen großen Einfluss auf die Zusammensetzung des Mikrobiums, also der Bakterien im Darm, hat natürlich die Ernährungsweise. Ein mediterraner Ernährungsstil mit einer ballaststoffreichen Kost mit viel Vollkorn, Obst und Gemüse und sehr wenig tierischem Fett und Protein führte dazu, dass die bakterielle Vielfalt im Darm zugenommen hat. Leider ist dieser Ernährungsstil in den mediterranen Ländern heutzutage kaum noch beliebt und die Menschen, die diesen geprägt haben und die früher so gesund alt geworden sind, gehören heute zu den ungesündesten und schwersten Menschen in Europa – Pizza und Pasta sei Dank!

Bei einem richtig durchgeführten mediterranen Ernährungsstil überwiegen besonders antientzündlich wirkende Bakteriengattungen wie Firmicuten, Actinobacteriaceae und Bacteroidetes. Es werden ebenfalls vermehrt kurzkettige Fettsäuren gebildet, die wiederum antientzündlich wirken. Hingegen wirkt sich der sogennante „westliche Ernährungsstil" negativ auf die guten Bakterien aus und bewirkt einen Rückgang der bakteriellen Vielfalt. Eine Schweizer Vergleichsanalyse an Patienten mit chronisch entzündlichen Darmerkrankungen, zeigte, dass sich bei regelmäßigem Fleischkonsum eine geringere Biodiversität mit vermehrt entzündlich wirkenden Bakterienstämmen ansiedelt. Patienten, die sich vegetarisch ernährten, hatten weniger schlechte Bakterienstämme im Darm und stattdessen eine große Vielfalt. Es gab einen signifikanten Unterschied zwischen den sich vegetarisch ernährenden Morbus-Crohn-Patienten und denen, die Fleisch aßen. Die fleischessenden Patienten hatten einen geringeres Artenreichtum im Darm. Sowohl Patienten mit Morbus Crohn als auch Colitis ulcerosa zeigten signifikante Unterschiede in der Zusammensetzung der Darmbakterien bei hohem Fleischkonsum im Vergleich zu den Teilnehmern mit vegetarischer Ernährung. Wer seiner Gesundheit etwas Gutes tun will, sollte häufiger auch Naturjoghurt essen oder Sauerkraut. Beim Sauerkraut kommt es darauf an, dass er nicht erhitzt wurde, also roh ist. Nur dann sind die wertvollen Milchsäurebakterien noch aktiv.

Darf ich noch Brot und Pizza essen?

Jetzt kommen wir zu einem Thema, dass ich persönlich für sehr wichtig erachte, was aber schon in den Medien heiß diskutiert worden ist. Ich möchte hier jetzt ein wenig Aufklärung betreiben und ihnen wichtige Informationen an die Hand geben. Was Sie dann daraus machen, liegt in ihrer Hand.

Bei dem Wort glutenfrei winken viele Menschen entweder genervt ab oder sie klatschen Beifall und fühlen sich endlich verstanden. Wenn ich ehrlich bin, hätte ich es auch nicht für möglich gehalten, dass ich darauf mal so achten würde!

Aber fangen wir ganz von vorne an. Zu Omas Zeiten waren Brot, Backwaren, Kuchen, Pizza und Nudeln noch ganz anders als heute und wurden von fleißigen Bäckern per Hand mit viel Erfahrung sowie Liebe und Leidenschaft zum Handwerk gebacken. Der Bäcker hat dem Brot noch Zeit gegeben, aufzugehen und die Hefe und den Sauerteig ihre Arbeit machen zu lassen. Ein Brot bestand aus den simplen Zutaten Wasser, Mehl, Salz und Sauerteig oder Hefe oder beidem.

Fabrikbrot statt Handwerkskunst

Heute gibt es diese Bäcker kaum noch, nur noch ein Drittel der Deutschen kauft sein Brot beim Bäcker, der Rest holt sich das tägliche Brot im Supermarkt oder Discounter von den zahlreichen Aufbackstationen. Davon gibt es mittlerweile 20.000 in Deutschland. Immerhin 57 Kilo Brot isst jeder Bundesdeutsche pro Jahr und das kauft er zum größten Teil im Supermarkt oder Discounter.

Die deutsche Brotkultur ist eigentlich ein Weltkulturerbe, doch wir sind gerade dabei, unser Erbe zu verspielen. Selbst handwerklich arbeitende selbständige Bäcker möchten nicht mehr auf die kleinen Helferlein verzichten, sogar Biobäcker!

Brote im Supermarkt von Firmen wie Harry Brot oder Lieken Urkorn backen die Brote industriell und im riesigen Maßstab. Hierfür muss kein Bäcker mehr früh aufstehen geschweige denn eine Bäckerlehre machen. Der Teig für ein Roggenmischbrot darf hier ganze zehn Minuten gehen, Quell-, Säuerungs- und Backtriebmittel und Enzyme machen den Teig maschinentauglich und sorgen dafür, dass er nicht irgendwo kleben bleibt.

In der ZDF-Sendung „Der Mythos ums deutsche Brot" haben die Redakteure sechs verschiedene abgepackte Schnittbrote aus dem Supermarkt ein paar Monate liegen lassen. Lieken Urkorn war nach sieben (!) Monaten immer noch frisch und saftig und roch gut! Da kann doch etwas nicht stimmen und es vergeht einem echt der Appetit!

Krank durch Zusatzstoffe im Brot

Diese Hilfsstoffe stehen im Verdacht, sehr stark allergieauslösend zu sein und zudem Unverträglichkeiten hervor zu rufen und den Darm zu schädigen. Viele Menschen denken ja, gerade nach der Lektüre von Büchern wie der Weizenwampe von William Davis, dass der heutige Weizen ein echter Bösewicht sei. Dabei ist häufig nicht der gute alte Weizen schuld, sondern die industrielle Herstellung des Brotes. Was auch wichtig ist, zu betonen, ist dass nicht der Weizen oder das Gluten schuld an den vielen

Unverträglichkeiten ist, sondern die Herstellungsweise der Backwaren inklusive der ganzen Zusatzstoffe.

Fodmaps

Neben den Zusatzstoffen können auch die Fodmaps bei empfindlichen Menschen Beschwerden hervorrufen. Fodmaps sind Zuckerbestandteile, die schwer verdaulich sind und die während der Gehzeit eines Brotes normalerweise von der Hefe abgebaut werden.

Tja, wenn aber ein Brot nur noch 10 Minuten gehen darf, dann sind nach einer Stunde leider noch alle Fodmaps zu 100 Prozent im Teig enthalten. Erst nach etwa fünf Stunden hat die Hefe diese abgebaut. Gerade für Reizdarmpatienten ist das ein Risiko.

Bäcker lieben Backmischungen

Übrigens müssen die „Bäcker" die ganzen Hilfsmittel nicht deklarieren, wenn sie ihr Getreide in den großen Mühlen mahlen lassen und dort standardmässig gleich die kleinen Helferlein reingemischt werden. Ist das nicht toll?

Man kann auch einen auf „gesund und natürlich" machen und das Brot unter dem Namen Hildegard von Bingen verkaufen. Dass dort gerade einmal 15 Prozent Urgetreide drin verarbeitet ist sowie vier Zuckerarten, Enzyme, Emulgatoren und sogar Palmfett muss man ja nicht an die große Glocke hängen.

Wussten Sie schon, dass viele Bäcker Brötchen und Brote einfach aus Weißmehl backen und diese nur mit Melasse oder Zucker einfärben und so auf Vollkorn trimmen?

Das gilt übrigens auch für viele Biobäcker! Es gibt bestimmt noch echte Bäcker, die von Hand backen, aber die sind eine echte Ausnahme und rar gesät.
Warum erzähle ich Ihnen das alles?

Ganz einfach: Ich will Sie dazu anleiten, ihr Brot selbst zu backen! ;)

Und zwar nicht nur wegen der genannten Gründe, sondern weil sie so mehr Ballaststoffe in ihr Brot mischen können und zwar in Form von Leinsamen, geraspeltem Gemüse, Weizenkleie und anderen Kernen und Saaten. Im Anhang habe ich ihnen meine Lieblingsrezepte aufgeschrieben.

Denn wenn Sie sich wirklich „arschfreundlich" ernähren wollen, sollten Sie „echte" Vollkornprodukte essen und keine Fakeprodukte. Und bitte fangen Sie nicht an, die als glutenfrei gekennzeichneten Produkte zu kaufen, denn die sind nur für die Menschen, die wirklich an Zöliakie leiden. Ganz abgesehen davon, dass die meisten davon nicht gerade eine Delikatesse sind!

Ich habe mich anderthalb Jahre lang „glutenfrei" ernährt und Hafer für mich entdeckt. Waffeln aus Hafer- oder Buchweizenmehl waren mein Brotersatz und ich habe mich lecker und gesund ernährt. Nebenbei habe ich noch meinen Darm saniert und habe keine Bauchkrämpfe und Durchfälle mehr, ganz ohne Detoxsmoothies, Einläufe und Wundermittelchen für viel Geld!

Erst jetzt habe ich wieder angefangen, Brot zu backen und gemerkt, dass ich mich damals wahrscheinlich noch abwechslungsreicher hätte ernähren können. Davon können Sie jetzt profitieren :)

Wie Sie die Ernährungsumstellung leicht schaffen

Vielleicht gehören Sie ja bisher eher zu den Kochmuffeln und fühlen sich jetzt von der Aussicht, täglich selbst kochen zu müssen, völlig überfordert. Das ist völlig normal, doch ich kann Sie beruhigen, Sie sind hier nicht alleine. Etwa ein Drittel der deutschen Bevölkerung kocht gar nicht mehr und ernährt sich nur noch von Fertigprodukten.

Meistens wissen die Menschen selbst, dass es nicht gesund ist und sie es eigentlich besser machen müssten. Aber es geht hier jetzt nicht darum, was gut oder schlecht ist, Sie wollen ja etwas ändern, sonst hätten Sie nicht bis hierher gelesen oder sich mein Buch gekauft.

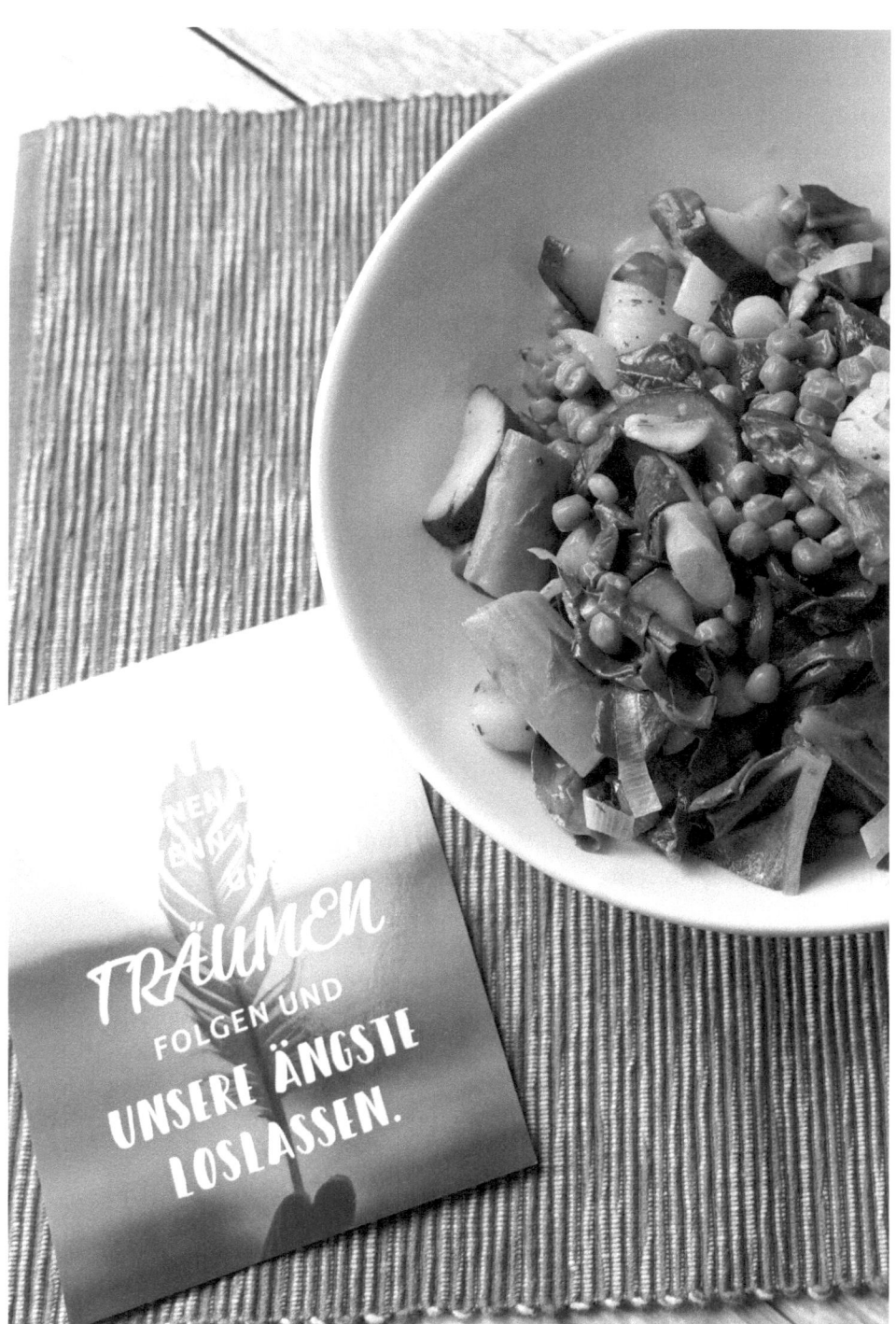

Wenn Sie bisher nur Fertigprodukte konsumiert haben, könnte es sein, dass Sie bei der Umstellung auf eine Ernährung, die frei ist von den Zusatzstoffen und Aromen der Nahrungsmittelindustrie sozusagen ein Verlangen nach diesen Stoffen entwickeln. Sie träumen quasi von fertigem Kartoffelpüree mit paniertem Schnitzel aus der Tiefkühltruhe.

Auch das ist normal! Machen Sie sich deswegen bitte keine Vorwürfe und sagen Sie sich nicht, dass Sie schwach sind oder ähnliches. Das sind Mechanismen, die die Lebensmittelindustrie sich in den letzten Jahrzehnten im stillen Kämmerlein erforscht hat. Sie forscht seit vielen Jahren an der perfekten Zusammensetzung von Zucker, Fett und Salz. Und selbst der disziplinierteste und schlankeste Mensch ist davor nicht gefeit und würde bei häufigem Konsum dieser Industrie auf den Leim gehen.

Ich habe mich in den letzten Jahren sehr intensiv mit dem Thema Ernährung, der Psychologie und den Machenschaften der Lebensmittelindustrie auseinandergesetzt und kann Ihnen sagen, dass es am besten klappt, wenn Sie ganz ehrlich zu sich selbst sind und nicht versuchen, sich selbst zu veräppeln.

Hier kann ich besonders das Buch Abnehmen für hoffnungslose Fälle: Hardcore-Tipps aus der Suchtmedizin von Iris Zachenhofer und Shird Schindler empfehlen. Die beiden Autoren behandeln normalerweise Suchtkranke in einer Klinik in Wien und übertragen die Methoden der Therapie dieser Patienten auf die Ernährung.

Ich lese wirklich sehr viele Bücher über Ernährung und dieses war in letzter Zeit eines der besten überhaupt. Laut den Autoren ist das Verlangen, hier Craving genannt, von Drogensüchtigen auf Lebensmittel übertragbar. Nach welchen Lebensmitteln man ein Verlangen hat, ist bei jedem Menschen unterschiedlich und sehr individuell. Aber es gibt einige Gemeinsamkeiten wie, Sie ahnen es bestimmt schon, Pizza, Schokolade, Chips, Kuchen, Kekse und Ähnliches.

Es gibt emotionales und industriell-chemisches Verlangen. Das eine haben Menschen vor allem in Situationen, in denen es ihnen nicht gut geht und sie sich mit Essen trösten wollen. Industriell-chemisches Craving tritt vor allem bei Menschen auf, die sich hauptsächlich von Fertigprodukten ernähren und plötzlich auf frische unbehandelte Produkte umgestellt werden, die ohne Zusatzstoffe und Aromen gekocht werden. Hier kann das Verlangen nach Fertigprodukten sehr stark werden.

2011 erschien in der US-amerikanischen Zeitung New Yorker ein Artikel, in dem die oberste Chefin von Pepsi einfach so erzählte, dass sie die Produkte ihres Konzerns so umbauen will, dass so viele Menschen wie möglich sie konsumieren! Unglaublich!

Industrielle Lebensmittel werden so gestaltet, dass sie möglichst stark auf das Belohnungssystem wirken. Denn dieses schüttet dann Dopamin aus, ein Neurotransmitter, der bewirkt, dass wir uns gut fühlen. Sehr fettes oder süßes Essen bewirkt die Freisetzung aber auch Sport, Sex, Musik und andere Dinge, die uns Spaß machen. Heroin bewirkt eine 400 Mal höhere Dopaminausschüttung als ein Orgasmus.

Künstliche Lebensmittel haben die gleichen Nebenwirkungen wie Drogen, denn der Körper braucht immer mehr davon, weil die Rezeptoren immer immuner gegen die Reize werden und höhere Dosen brauchen für die gleiche Reaktion. Wir essen immer mehr davon.
Unbehandelte Lebensmittel bewirken dann, dass gar kein Dopamin mehr ausgeschüttet wird.

Die Autoren empfehlen, eine persönliche Liste mit Lebensmitteln zu machen, die einen immer wieder dazu bringen, Rückfälle zu erleiden. Diese sollte man wie ein Alkoholiker den Alkohol, am besten für einige Zeit, wenn nicht sogar für das ganze Leben, meiden. Ja! Ich habe auch geschluckt als ich meine Liste gemacht hatte und bitterlich geseufzt!

Momentan versuche ich gerade, genau diese Lebensmittel zu meiden, was mir erstaunlich gut gelingt. Ich bin selbst erstaunt. Aber vielleicht hat es geholfen, sich das bewusst zu machen, dass man trotzdem sehr viele leckere Dinge essen kann, die süß oder herzhaft sind und man seine Gelüste jetzt eben auf gesunde Weise stillen kann.

Hat man den Absprung erstmal geschafft, wird das Verlangen immer geringer ;) Mit meinen Rezepten gelingt es Ihnen bestimmt!

In der Behandlung des Cravings gibt es die Soft Skills und Hard Skills. Zu den Soft Skills gehören zum Beispiel Sport, Musik, Rätsel lösen, Sudoku, in die Natur gehen, Malen, Aufräumen, Haustier knuddeln oder Staub saugen. Vielleicht wird Ihre Wohnung bald sehr sauber sein :D

Zu den Hard Skills gehören Chilischote kauen, Eiswürfel lutschen, Gummiring auf den Unterarm klatschen lassen, kalt duschen oder ungeliebte Musik laut hören ;)

Ganz wichtig: Wenn sie einen Rückfall haben, genießen Sie die Pommes oder den Kuchen, machen Sie sich danach keine Vorwürfe und nehmen Sie danach gleich wieder die nächste Ausfahrt in die richtige Richtung! Kein Jammern oder alles hinschmeißen, sondern wieder in die Spur kommen.

Fasten bei einer Analfissur

Manche Leute kommen ja auf die Idee, einfach nichts mehr zu essen, nach dem Motto: „Wenn ich oben nichts mehr einfülle, kommt unten auch nichts mehr raus!"

Ganz so einfach ist das leider nicht, da auch während einer Fastenperiode immer noch ein bisschen Stuhlgang vorhanden ist. Bei vielen Menschen arbeitet der Darm trotzdem weiter. Der Körper sondert trotzdem weiter Flüssigkeit in den Darm ab und unter normalen Umständen wird der Stuhl mit Schleim überzogen und zusammen mit abgelösten Darmschleimhautzellen ausgeschieden. Schleim und Darmzellen werden deshalb auch während der Fastenperiode weiterhin ausgeschieden.

Jedoch kann man festhalten, dass der Magen-Darm-Trakt beim Fasten von der Verdauungsarbeit entlastet und weniger Gärungsprodukte und Gifte gebildet werden. Das Mikrobiom wird vielfältiger und das Immunsystem entlastet. Abgestorbene Zellen, wie gesagt, beseitigt.

Klar, der Stuhl ist während einer Fastenperiode nicht mehr so viel wie sonst, aber er ist eben auch nicht ganz weg.

Ich habe darauf verzichtet, da mir völlig klar war, dass die Heilung viel länger dauern wird, als es medizinisch gesund wäre, eine Fastenzeit einzulegen.

Zu beachten ist auch, dass viele Menschen meinen, eine Fastenzeit nur mit Hilfe von Einläufen und einer völligen Darmentleerung durch Glaubersalz durchführen zu können, da sonst Reste von alten Mahlzeiten im Darm verbleiben würden.

Ich kann mir nicht vorstellen, dass es sinnvoll ist, mit einer akuten Analfissur, einen Einlauf durchzuführen, da man sich den eingefetteten Darmschlauch 20 Zentimeter in den After einführen muss, genau da, wo die Wunde ist. Also mich schüttelt es schon bei der Vorstellung!

Auch Glauber- oder Bittersalz für die Darmentleerung reizen die Wunde.

Wenn Sie es in der Anfangszeit gerne ausprobieren möchten, dann verzichten Sie lieber auf die Darmentleerung und Einläufe und lassen den Darm einfach in Ruhe.

Sind Sie ein dünner Mensch, sollten Sie nicht länger als zehn Tage fasten, da der Körper sonst an seine Grenzen kommt. Bei einem Körper mit viel Vorrat, können Sie unter ärztlicher Begleitung bis zu sechs Wochen fasten, falls es ihnen gut geht. Der Körper wird es ihnen dann schon mitteilen, wenn er wieder bereit ist für feste Nahrung. Zwischendrin wird es ihnen allerdings, nach den ersten schwierigeren Tagen, immer besser gehen und sie werden sich sehr wohlfühlen.

Die bekannteste Methode: Heilfasten

Heilfasten ist die bekannteste Form des Fastens und wird hier in Deutschland am häufigsten praktiziert. Hier wird täglich eine Kalorienmenge von maximal 500 Kcal aufgenommen in Form von flüssiger Nahrung. So soll der Fettabbau nicht gebremst werden. Feste Nahrung wird vermieden, um durch das Kauen nicht den Hunger anzuregen.

Man muss allerdings nicht in der Klinik fasten, das geht auch gut zu Hause. Beim Heilfasten sollte nicht nur gefastet werden, sondern auch Bewegung und Entspannung nicht zu kurz kommen. Manche machen sich einen Leberwickel, um die Leber bei ihrer Arbeit zu unterstützen. Dafür wird ein heißes Tuch auf die Haut in Höhe der Leber gelegt und darauf eine Wärmflasche für eine halbe Stunde.

Viele Menschen gehen auch während des Fastens in die Sauna, hierauf würde ich allerdings in dem Fall verzichten, da dies das Risiko für Infektionen in der Wunde erhöhen würde.

Beim Heilfasten werden zuerst ein bis zwei Entlastungstage eingelegt, um den Körper auf das Fasten vorzubereiten. Anschließend folgen die Fastentage und dann das Fastenbrechen mit drei Aufbautagen.

Falls Sie fasten wollen, empfehle ich Ihnen, sich ein Fachbuch zu kaufen oder in eine entsprechende Einrichtung zu gehen. Dort sind Sie in den richtigen Händen und bekommen die richtige Betreuung.

Saftkur

Etwas einfacher für den Anfang ist eine Saftkur mit frisch gepressten Obst- und Gemüsesäften. Ich habe schon drei Mal eine gemacht und mich mittlerweile dazu entschlossen, mehrmals im Jahr eine zeitlang nur Säfte zu trinken. Denn wenn man erst mal auf den Geschmack gekommen ist, dann will man darauf nicht mehr verzichten.

Der bekannteste Vertreter der Saftkur ist der Australier Joe Cross, bekannt aus dem Film „Fat, Sick & Nearly Dead" (Fett, krank und fast tot). Joe wog etwa 145 Kilo, litt seit Jahren an chronischer Nesselsucht, einer Autoimmunkrankheit, und war abhängig von Medikamenten. Viele Jahre lang ernährte er sich hauptsächlich von Fast Food, trank viel Alkohol, rauchte, bewegte sich sehr wenig und arbeitete sehr viel. Er nahm täglich bis zu 60 mg Prednison und nahm regelmäßig Schmerztabletten oder Schlafmittel – kurz gesagt, er beging Raubbau an seinem Körper! Er suchte acht Jahre lang alle möglichen Ärzte und Experten auf und probierte natürliche Heilmethoden aus. Dabei ernährte er sich immer noch zucker-, fett- und salzreich und konsumierte Koffein, Nikotin und Alkohol.

Aha-Erlebnis am 40sten Geburtstag

Am Abend vor seinem 40sten Geburtstag 2006 feierte er eine ausschweifende Party mit Freunden in einem chinesischen Restaurant, trank zehn Gläser Bier, eine halbe Flasche Wodka, rauchte ein Päckchen Zigaretten und aß sehr viel. Er stand am nächsten Morgen vor dem Spiegel, betrachtete sich und dachte, dass es so nicht weiter gehen konnte. Er begann mit einer 60 Tage langen Saftkur, wodurch er nicht nur 45 Kilo abnahm sondern auch seine Medikamente absetzen und von Grund auf neu starten konnte.

Durch den Dokumentarfilm Fat, Sick & Nearly Dead wurde sein Reboot international bekannt und inspirierte Hunderttausende weltweit, es ihm gleichzutun. Darüber hat er auch ein Buch geschrieben, welches eine genaue Anleitung für eine Saftkur gibt mit Rezepten für Säfte, vegane Mahlzeiten für die Zeit davor und danach sowie Antworten auf nahezu alle Fragen, die einem zu dem Thema in den Sinn kommen könnten.

3 Tage Saftkur oder 30 Tage?

In seinem New York Times Bestseller erklärt Joe Cross, wie man sein Leben einer Generalüberholung (Reboot) unterzieht. Saft gibt dem Körper eine Vielzahl an Vitaminen, Mineral- und Nährstoffen.

Motivierte können eine Saftkur nur drei Tage durchziehen oder auch 5, 10, 15 oder 30 Tage. Einkaufslisten und Rezepte erlauben eine individuelle Anpassung. Erfolgsberichte begeisterter Menschen, die mit dem Reboot zu neuer Lebensqualität gefunden haben, motivieren, es selbst in die Tat umzusetzen.

Ich habe mir einen guten Entsafter gekauft und beim ersten Mal sechs Tage geschafft, beim letzten Mal 10 Tage. Da wusste ich schon, worauf ich mich einlasse und was mich erwartet.

Unabhängig von der Analfissur kann ich eine Saftkur sehr empfehlen, es bringt Einen zur Ruhe und durch die vielen frischen Säfte tut man seinem Körper richtig etwas Gutes!

Kaufen Sie sich aber bitte das Buch von Joe und halten Sie sich an seine Vorgaben, damit alles gut klappt. Ich kann den Saft Gemeiner Grüner sehr empfehlen, der schmeckt besser als man erwartet ;)

Wer sollte nicht fasten?

Kinder, Jugendliche, Schwangere, stillende Mütter Schwangere und stillende Mütter können moderat ein Intervallfasten durchführen, solange sie dabei nicht abnehmen. Kinder und Jugendliche brauchen ihre Energie für das Wachstum und sollten nicht fasten.

Menschen mit Essstörungen und Untergewicht

Die Gefahr, dass eine Magersucht oder Bulimie wieder in Gang gesetzt wird, ist einfach zu groß. Bei einem BMI unter 19 sollte man nur nach Absprache mit einem Arzt fasten.

Starkes Übergewicht

Bei einem BMI über 45 sollten Patienten lieber lernen, gesund und regelmäßig zu essen oder Intervallfasten üben, da häufig psychisch belas-
tende Umstände das hohe Gewicht hervorgerufen haben. Hier sollte mit
einem Arzt ein Therapieprogramm entworfen werden, was den Patienten unterstützt und nicht überfordert.

Bei diesen Beschwerden sollten Sie gar nicht fasten bzw. Rücksprache
mit Ihrem Arzt halten:

- Gicht
- Gallensteine und -koliken
- Herzerkrankungen, starke Leber- oder Nierenfunktionseinschränkun-
  gen Netzhautablösung
- akuten Schilddrüsenerkrankungen
- seltene genetische Stoffwechseldefekte
- Diabetes Typ 1
- Depression

Quelle: Prof. Dr. Andreas Michalsen: Mit Ernährung heilen, 2019, S. 218

Hygiene auf der Toilette

Wollen Sie den Darm bei der Arbeit unterstützen, so können Sie sich so auf die Toilette setzen, dass die Füße auf den Zehenspitzen stehen oder einen kleinen Hocker benutzen. Unsere Vorfahren haben sich früher dafür hingehockt, was einer Verstopfung entgegenwirkt, wie Studien zeigen.

Was ich Ihnen auf jeden Fall empfehle, ist nach dem Stuhlgang die Poregion wirklich jedes Mal mit Wasser zu reinigen. In regelmäßigen Abständen sollten sie die Region auch mit einer milden ph-neutralen Seife oder einer Intimseife reinigen, da sich sonst Kotreste an der Creme festsetzen können. So kann Juckreiz entstehen und im schlimmsten Fall kann sich die Wunde entzünden.

Hier sollten Sie wirklich konsequent sein. Eine Podusche kann man auch unterwegs anwenden und sie ist wesentlich hygienischer und hautfreundlicher als fertiges feuchtes Toilettenpapier.

Vielleicht haben Sie ja die Möglichkeit, in der akuten Phase zu Hause zu arbeiten? Auf diese Weise umgehen Sie hier eventuelle Komplikationen bei der Hygiene auf der Arbeit.

Sie sollten nur Unterhosen aus 100 Prozent Baumwolle tragen, denn nur diese ist atmungsaktiv und verhindert so das Entstehen von Feuchtigkeit. Außerdem können diese Unterhosen auch bei höheren Temperaturen von mindestens 60°C zusammen mit den Baumwollhandtüchern gewaschen werden, was Infektionen vorbeugt.

Auch die Hosen und Röcke sollten möglichst aus Baumwolle sein und wie auch die Unterhosen locker sitzen, damit genug Luft an die Wunde kommt.

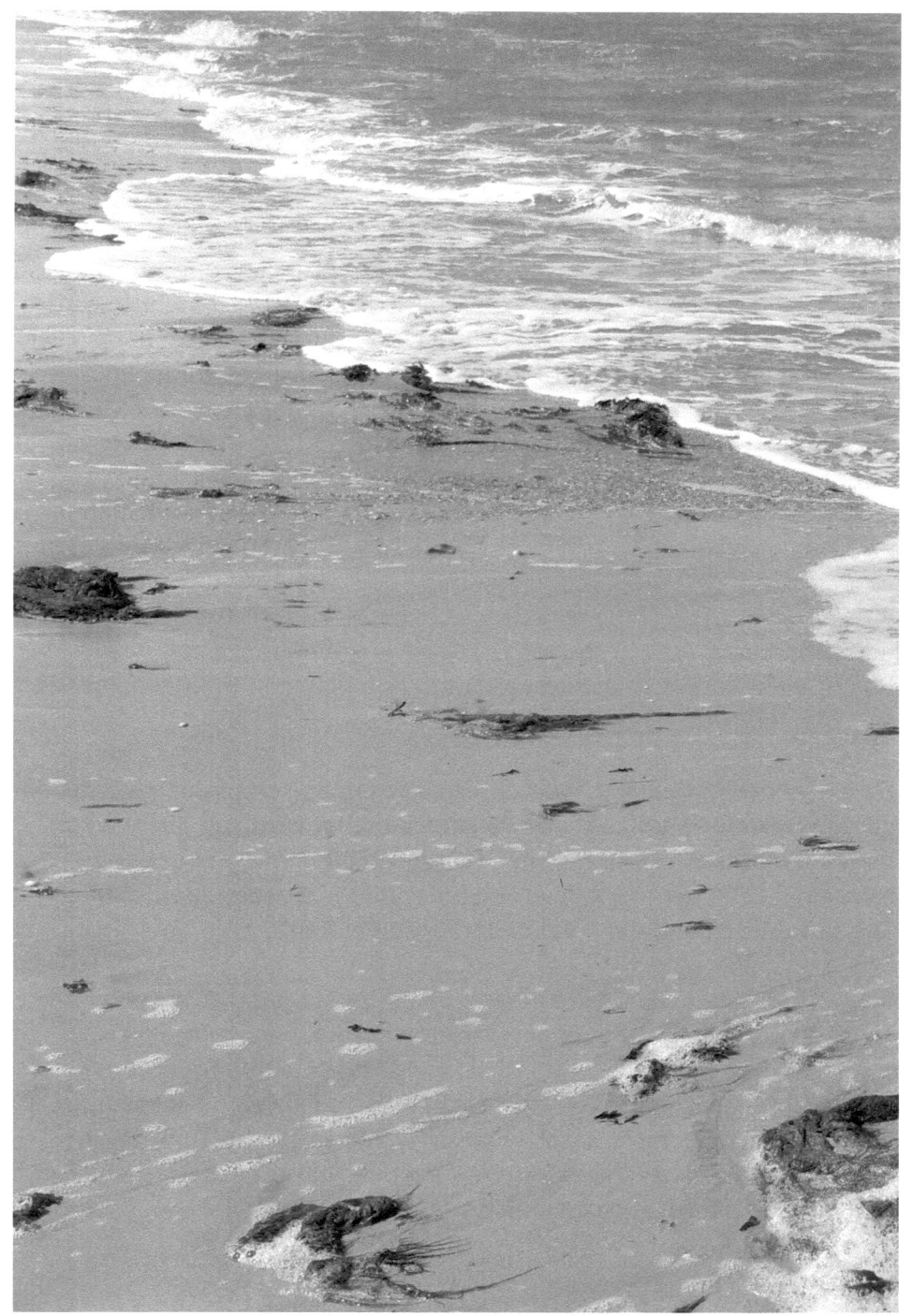

Entspannungstechniken

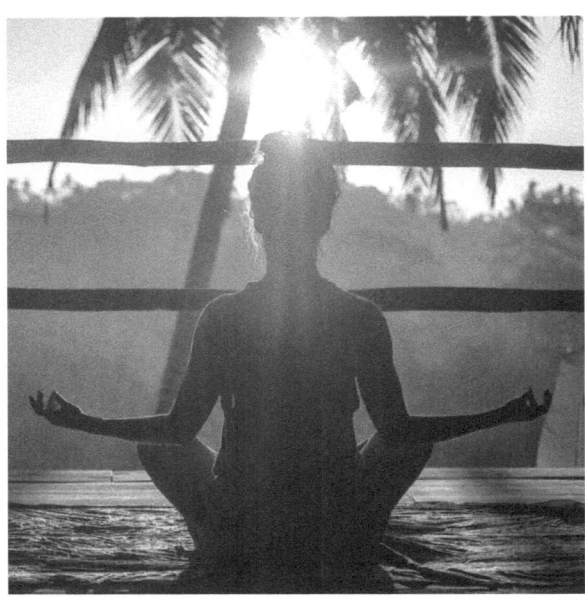

Was mir gerade in der schlimmsten Phase am Anfang mit den unbeschreiblichen Schmerzen gut geholfen hat, waren Entspannungstechniken, die ich bei mehreren Yogakursen gelernt habe. Hier waren es vor allem Atemübungen.

So konnte ich mich beruhigen und entspannen und die Verkrampfungen am After haben sich gelöst und ich konnte endlich mein Geschäft abwickeln.

Das ist nicht immer so einfach, aber mit den richtigen Übungen geht es sehr viel leichter.

Da ich jedoch mit einer Analfissur keine Yogakurse empfehlen würde, da gerade hier die Region um den Po stark gedehnt wird, vor allem wenn man auf dem kleinen Kissen sitzt, würde ich Ihnen raten, in Ruhe zu Hause mit Hilfe der unzähligen YouTube-Videos ein paar Atemübungen auszuprobieren und dann bei Bedarf anzuwenden.

Sie werden sehen, dass wird Ihnen helfen, besser mit der Situation umzugehen und auch im Alltag entspannter zu sein.

Es gibt übrigens auch Toilet Yoga, suchen Sie mal danach bei YouTube. :D Ich habe das noch nicht ausprobiert, ich habe es erst im Zuge der Recherche für dieses Buch gefunden. Auf jeden Fall sorgt es für Heiterkeit, und das entspannt ja nachweislich auch!

Physiotherapie

Ich habe mir auf Anraten meiner Eltern ein Rezept für spezielle Physiotherapie für den Beckenboden geholt und im Internet eine Praxis dafür
herausgesucht. Im Anhang dieses Buches finden Sie unter anderem die
Internetseite der Physiotherapeuten, die hierfür speziell geschult sind
und sich in der AG GGUP – Gynäkologie Geburtshilfe Urologie Proktologie zusammengeschlossen haben.

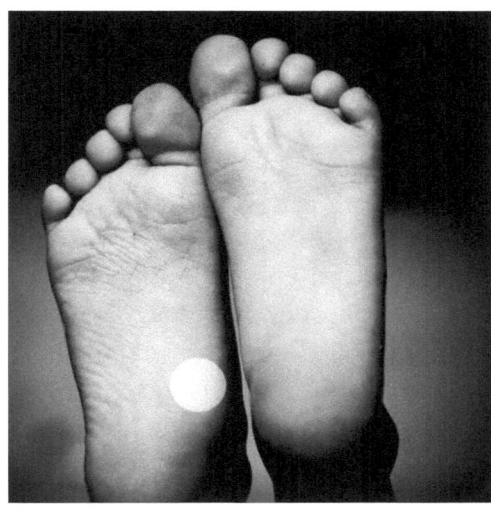

Bei der Physiotherapie habe ich
gelernt, den Beckenboden bewusst anzuspannen und zu entspannen sowie Kräftigungsübun-
gen gezeigt bekommen. Ich kann
Ihnen das nur ans Herz legen.

Wenn Sie vielleicht unter regelmäßigen Krämpfen am Anus
leiden, kann ich Ihnen einen Trick
verraten: Am Fuß gibt es eine
Reflexzone, die man drücken
muss und der Krampf löst sich auf.
Dieser Bereich ist auf dem Foto
gekennzeichnet. Dort drücken Sie
ein paar Minuten fest drauf und dann müssten Sie schon merken, wie
die Schmerzen nachlassen.

Analfissurstift

Sehr gute Dienste geleistet hat bei mir auch ein kleiner Stift, den man mit ein bisschen Salbe einschmiert und dann in den Anus einführt. Man soll ihn maximal eine Stunde drin lassen.

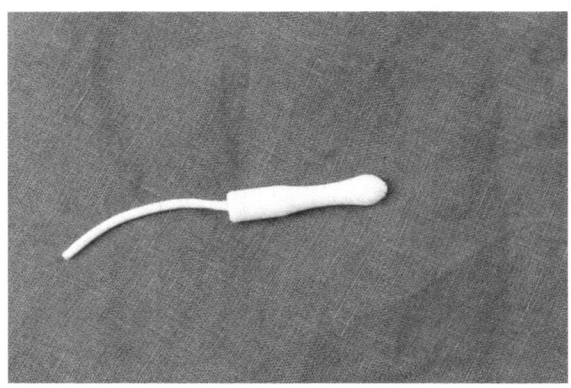

Er sorgt dafür, dass sich die ganze Region entspannt, Druck von der Wunde genommen wird und die Wunde so besser heilen kann.

Durch die konkave Ausformung des Analfissurstiftes ist er der Anatomie des Menschen optimal angepasst und baut so über den gesamten Bereich der diesen umgebenden Schließmuskulatur einen gleichmäßigen, sanften und mithin für den Anwender meistens schmerzfreien Druck auf. Bei wiederholter Anwendung bewirkt er eine Entspannung des Schließmuskels durch Senkung des Druckes im Analkanal und führt so laut Hersteller zur Entlastung des Afterschließmuskels.

Am Anfang tut es vielleicht ein bisschen weh aber es lohnt sich, durchzuhalten, denn ich hatte den Eindruck, dass die Schmerzen anschlie ßend besser werden. Er kann mehrmals am Tag für maximal 60 Minuten angewendet werden und sollte jedes Mal nach der Anwendung mit etwas milder Seife und Wasser gereinigt werden. Ich habe mich während der Anwendung auf ein Sofa auf die Seite gelegt.

Die Adresse des Herstellers, den ich empfehlen kann, finden Sie im Anhang des Buches.

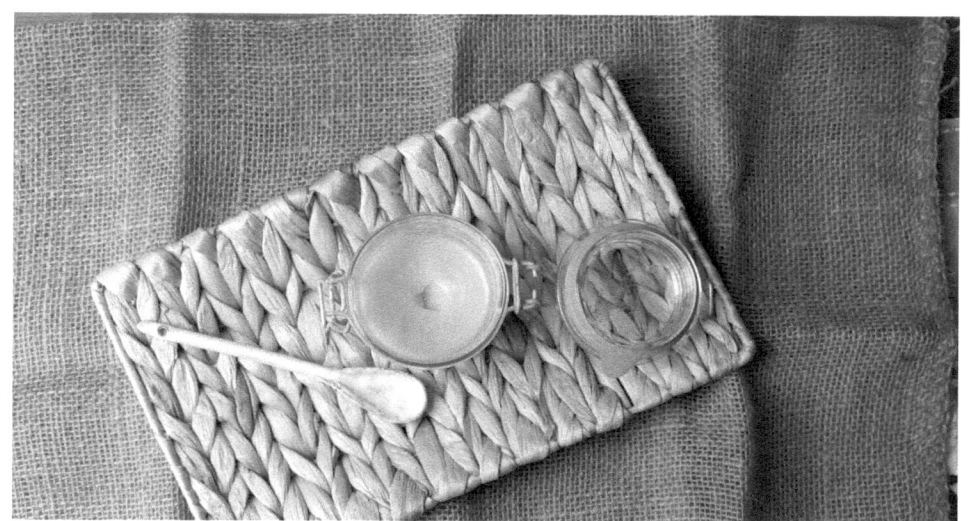

Sitzbäder & Hausmittelchen

In einer Studie haben Wissenschaftler herausgefunden, dass eine Mischung aus Honig, Olivenöl und Bienenwachs bei der Behandlung von Windeldermatitis, Psoriasis, Ekzemen und Hautpilzinfektionen wirksam ist. Die Mischung hat antibakterielle Eigenschaften. Eine Pilotstudie untersuchte die therapeutische Wirkung der Mischung bei Patienten mit Analfissur oder Hämorrhoiden.

Fünfzehn Patienten, 13 Männer und 2 Frauen, im mittleren Alter von 45 Jahren, die eine Analfissur (5 Patienten) oder Hämorrhoiden ersten bis dritten Grades (4 mit erster, 4 mit zweiter und 2 mit dritter Stufe) aufwiesen, wurden mit einer 12-stündigen Anwendung einer natürlichen Mischung aus Honig, Olivenöl und Bienenwachs im gleichen Verhältnis behandelt.

Die Wirksamkeit der Behandlung wurde durch den Vergleich der Symptome vor und nach der Behandlung bewertet; in wöchentlichen Abständen über maximal vier Wochen. Die Patienten wurden auf Anzeichen einer unerwünschten Wirkung beobachtet, wie z.B. das Auftreten neuer Anzeichen und Symptome oder eine Verschlechterung der bestehenden Symptome.

Die Honigmischung verringerte die Blutung und linderte den Juckreiz bei Patienten mit Hämorrhoiden signifikant. Patienten mit Analfissur zeigten eine signifikante Verringerung der Schmerzen, Blutungen und des Juckreizes nach der Behandlung. Es wurden keine Nebenwirkungen bei der Anwendung der Mischung festgestellt.

Die Mischung aus Honig, Olivenöl und Bienenwachs bei der Behandlung von Hämorrhoiden und Analfissur ist somit sicher und klinisch wirksam.

Man kann auch ein Sitzbad mit Kamillentee machen, aber mir hat das leider nicht geholfen, es hat die Wunde und die Poregion eher ausgetrocknet. Somit habe ich auf Sitzbäder verzichtet und nur die Salbe vom Proktologen angewendet.

Falls Sie Hausmittelchen kennen, die Sie empfehlen können, würde ich mich freuen, wenn Sie mir eine Mail schreiben an info@analfissur-kurieren.de

Rezept für Honig-Bienenwachs-Olivenöl-Creme

Rezept für 150 ml Creme

75 g Honig
32 g Bienenwachs
43 g Olivenöl

Die Creme in der Studie bestand zu gleichen Teilen aus Honig, Bienenwachs und Olivenöl. Um das gleiche Volumen zu erhalten, muss man allerdings das unterschiedliche spezifische Gewicht beachten. Daher besteht die Creme aus 50 % Honig, 29 % Olivenöl und 21 % Bienenwachs. Als Honig nahmen sie einen dunkelgelben aus verschiedenen Blüten und kaltgepresstes natives Olivenöl.

Für die Zubereitung der Creme habe ich mir Bio Bienenwachspastillen im Internet bestellt, man kann sie aber eventuell auch im Laden kaufen, das ist sicherlich abhängig von den Einkaufsmöglichkeiten vor Ort.

Die Zutaten abwiegen und das Wachs im Wasserbad schmelzen. Dafür habe ich eine Schale aus Edelstahl in einen Topf gelegt, in den ich mit dem Wasserkocher erhitztes Wasser gefüllt habe. Das Wachs war relativ schnell geschmolzen und ich habe den Honig eingerührt mit einem kleinen Schneebesen. Als die Masse schön cremig war, habe ich langsam das Olivenöl eingerührt. Anschließend habe ich die Masse in ein sauberes Glas umgefüllt und offen einen Tag aushärten lassen.

Die Creme ist relativ klebrig durch den Honig aber man schmiert sich damit ja auch nur am Hintern und nicht am ganzen Körper ein.

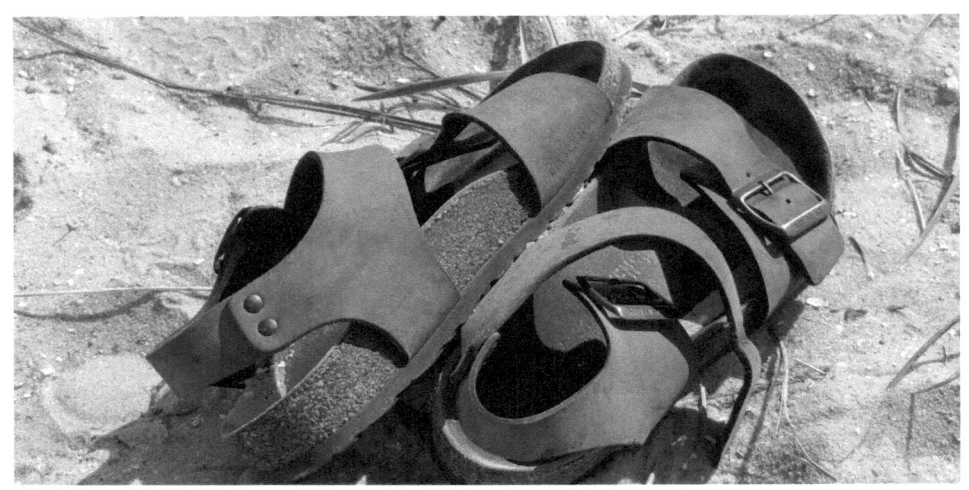

Kann ich noch Sport machen?

Natürlich können Sie noch Sport machen, Sie sollten nur vielleicht ein paar Dinge beachten auf dem Weg zu einer Heilung Ihrer Beschwerden. Allgemein würde ich auf alle Sportarten verzichten, bei denen Sie in Wasser müssen, wie Schwimmen, Surfen, Wassergymnastik, Wasserball oder auch Rudern oder Kanu fahren. Das Risiko, sich durch das Wasser an der Wunde zu infizieren, ist einfach zu groß. In ein Segelboot zu steigen, würde ich mir auch gut überlegen, zumindest bei Sturm, da hier zu viele unvorhergesehene Bewegungen nötig sind.

Eigentlich sagt auch schon der gesunde Menschenverstand, dass man auch nicht auf oder in einen Sattel steigen, also auf Radfahren oder Reiten verzichten sollte. Selbst wenn man nur ganz langsam fährt, gibt es immer noch die Gefahr von Schlaglöchern usw.

Reiten empfiehlt sich auch nicht, denn selbst das gutmütigste Pferd kann sich mal erschrecken und dann kann die Wunde wieder aufplatzen und man fällt Wochen in der Heilung zurück. Ganz abgesehen davon, wird der Hintern hier einfach zu sehr gedehnt beim Sitzen auf dem Pferderücken. Ich bin selbst jahrelang geritten und weiß, wie schön es da oben ist :)

Kraftsport ist auch nicht zu empfehlen, da man hier durch die starke Kraftanstrengung beim Drücken das Risiko erhöht, dass die Wunde wieder aufreißt oder noch tiefer einreißt.

Bei vielen Ballsportarten geht es nicht ohne abrupte Bewegungen, Stöße, Stürze oder Dehnungen wie zum Beispiel beim Fußball, Tennis oder Basketball.

Aber letztlich müssen Sie das für sich selbst einschätzen und beurteilen, was Ihnen gut tut.

Ich würde mich auf Walken, Spazierengehen und eventuell Laufen verlagern, damit machen Sie bestimmt nichts falsch. Sanfte Gymnastik ist auch zu empfehlen. Beim Yoga würde ich bestimmte Übungen einfach weg lassen und mich nicht für die Meditation auf das Kissen setzen, das weitet zu sehr die Poregion.

Gehen Sie einfach täglich eine halbe Stunde spazieren und verlängern Sie jede Woche die Strecke. Überfordern Sie sich nicht. Langfristig ist es gesund, täglich etwa 10.000 Schritte zu gehen. Aber das müssen Sie nicht jeden Tag schaffen.

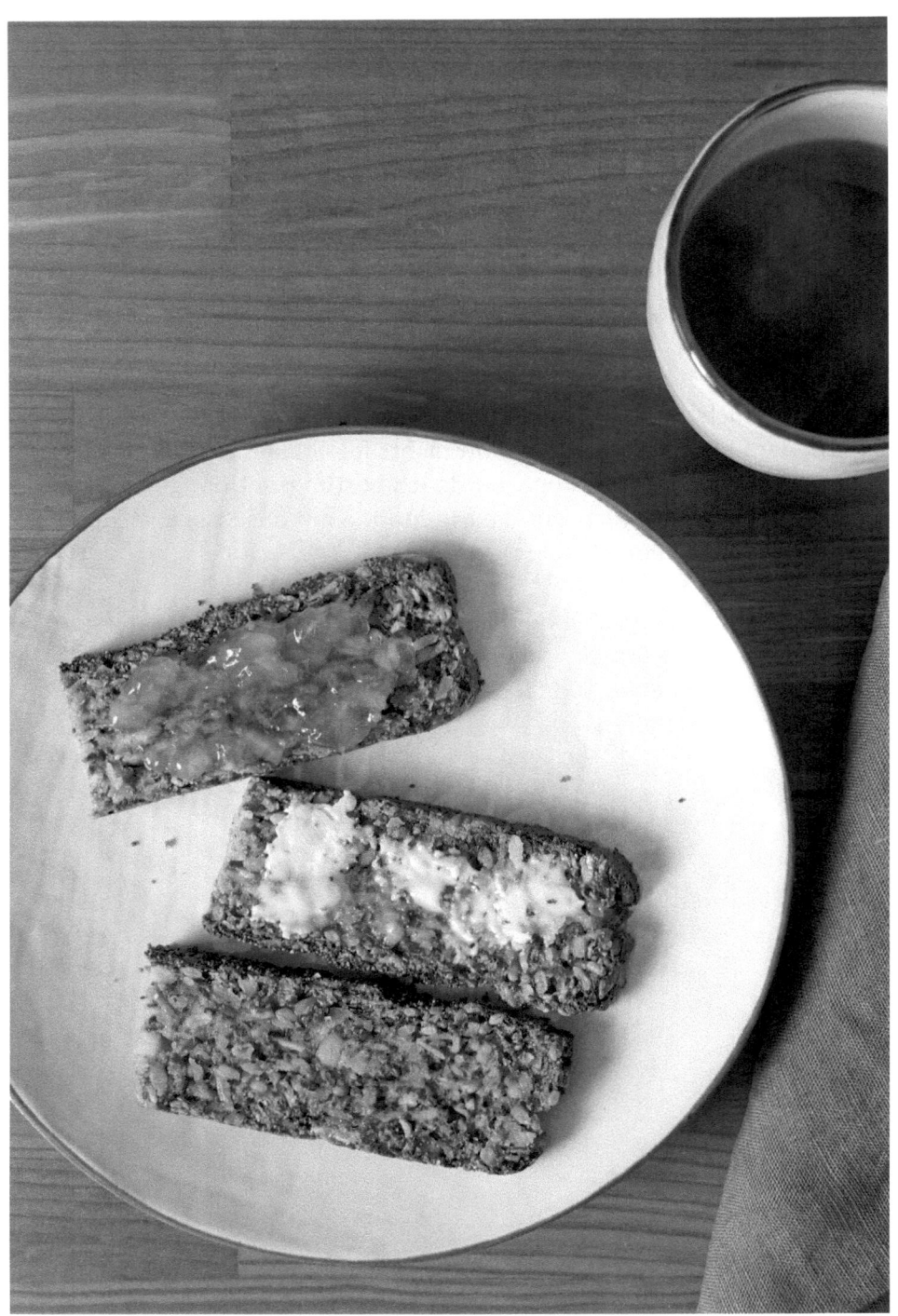

Ballaststoffreiche Rezepte

In diesem Teil des Buches zeige ich Ihnen, wie Sie gesund kochen können und so spielend leicht auf ihre täglichen 30 bis 35 Gramm Ballaststoffe kommen!

Die Rezepte sind vorwiegend pflanzlich gehalten, Sie können aber natürlich auch Fleisch oder Fisch dazu essen. Da ich privat sehr abwechslungsreich esse und Gerichte aus vielen verschiedenen Küchen der Welt liebe, sind auch die Rezepte sehr international.

Probieren Sie die Rezepte einfach mal aus, Sie brauchen auch für die Currygerichte nicht die ganzen Gewürze kaufen. Eine gute Currygewürzmischung tut es für den Anfang auch. Wenn Sie Gefallen daran gefunden haben, können Sie sich ja eine kleine Sammlung zu Hause anlegen.

Bei mir sind immer alle Besucher erstaunt über meine Gewürze. Aber die benutze ich tatsächlich auch alle regelmäßig :D

Bitte verzeihen Sie mir, dass ich, wie Sie auf den Fotos sehen können, keinen Vollkornreis esse sondern geschälten. Sie denken sich jetzt bestimmt: „Ist ja mal wieder typisch, Wasser predigen und Wein saufen!" :D

Sie haben zwar Recht damit, aber ich bin ja seit vielen Jahren wieder gesund und darf das also! Ich war dafür anderthalb Jahre lang ganz brav und habe viel Vollkorn gegessen und keine leckere Pasta aus Weißmehl!

Aber, wie ich bereits geschrieben habe, gibt es viele Sorten, die tatsächlich gut schmecken. Mir persönlich schmeckt der Reis von Rapunzel am besten, aber das ist ja eine Geschmacksfrage.

Ich habe in meinen Beschreibungen für die Rezepte versucht, möglichst alle Schritte zu dokumentieren, damit auch Anfänger gut damit klar kommen. Seien Sie mutig und gehen Sie einfach einkaufen, schnippeln Sie das Gemüse klein und hauen Sie es in die Pfanne. So schwer ist das nicht! Auch ein Christian Rach hat mal klein angefangen!

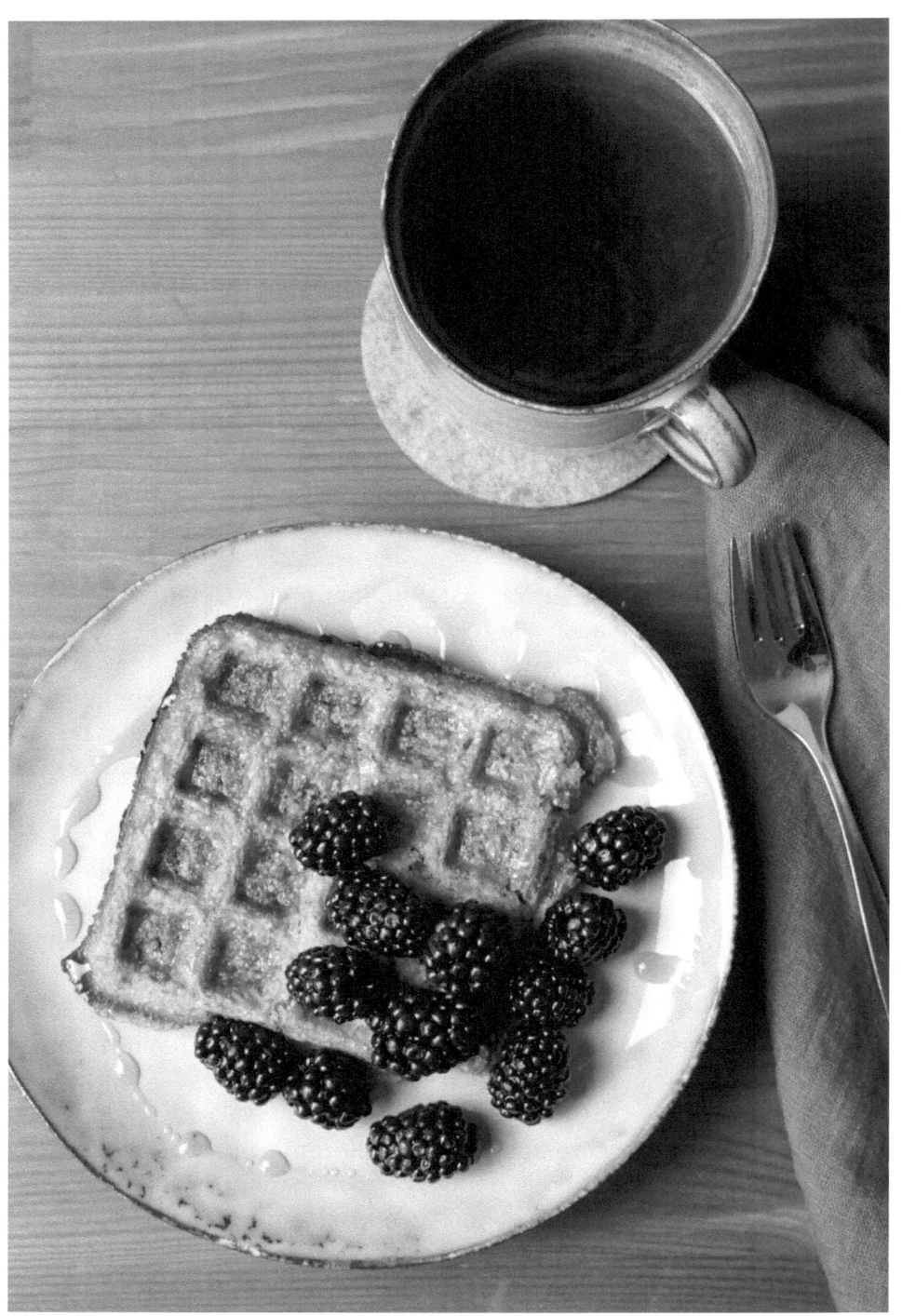

Frühstück & Snacks

Hier finden Sie leckere Rezepte für ein köstliches Frühstück, bei dem Sie schlemmen können und gleichzeitig gesund werden.

Klingt das nicht toll?

Genießen Sie zum Beispiel Waffeln, Pancakes, leckeres Müsli, Hirsebrei mit Orangen oder einen Crumble mit saisonalem Obst.

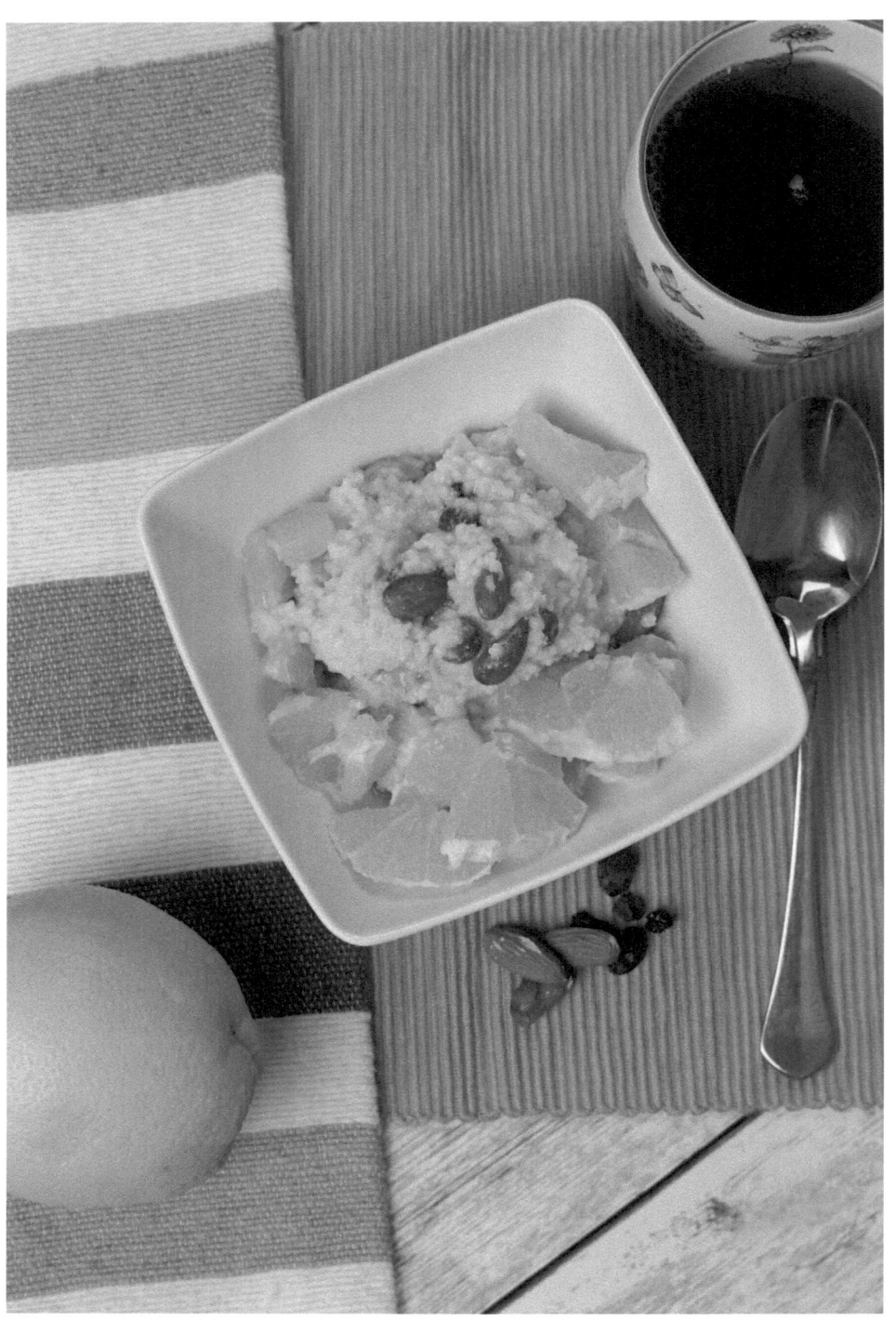

Hirsebrei mit Orangen

Früher mochte ich Hirse überhaupt nicht. Als ich das Rezept mit Apfel, Zimt und Nüssen kennengelernt habe, war ich von der Hirse überzeugt. Durch die Orange, die zur Hälfte mitgekocht wird, und den Rosinen sowie Mandeln, ist das Gericht sehr aromatisch, fruchtig und sehr gesund. Man kann es auch wunderbar vorbereiten und am nächsten Tag mitnehmen.

Hirse ist bei uns kaum verbreitet, in Afrika gehört sie zum Grundnahrungsmittel. Sie enthält sehr viele B-Vitamine und Eisen, wirkt im Körper basisch und ist glutenfrei. Das enthaltene Silizium ist gut für Haut und Haare. Vor dem Kochen sollte man sie mit Wasser in einem Sieb abspülen.

Zutaten für 1 Person:

75 g Hirse
300 ml Pflanzenmilch nach Wahl
1 Hand voll Mandeln
20 g Rosinen
1 EL Honig oder Sirup
1 große reife Orange

Die Hirse abspülen, mit 200 ml Plflanzenmilch in einen kleinen Topf geben, Rosinen und Mandeln hinzufügen. Orange schälen, halbieren, eine Hälfte grob kleinschneiden und ebenfalls in den Topf geben.

Die Hirse einmal kurz aufkochen lassen und dann bei kleiner Hitze 35 bis 40 Minuten köcheln lassen. Ab und zu umrühren und den Rest der Pflanzenmilch hinzufügen, so dass der Brei schön cremig wird. Etwas abkühlen lassen, die zweite Hälfte der Orange kleinschneiden. Brei in eine Schale füllen, mit der Orange dekorieren, Honig hinzufügen und genießen.

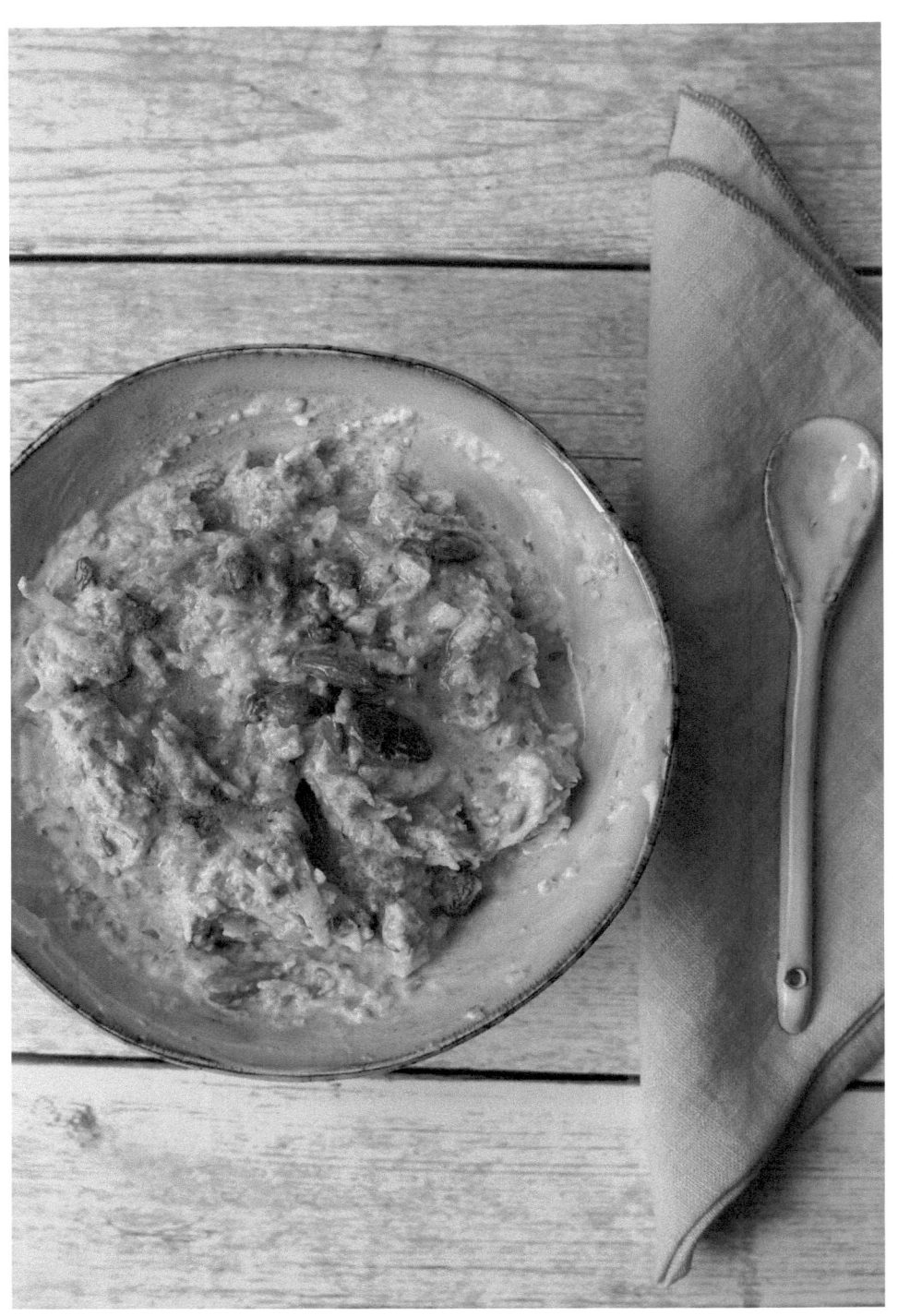

Birchermüsli mit Apfel

Bircher Müsli ist ein uraltes Rezept aus der Schweiz und geht auf Maximilian Oskar Bircher-Benner (1867-1939) zurück. Der Schweizer Arzt gilt als Pionier der Vollwertkost. Bircher-Benner entwickelte eine Ernährungform auf Basis pflanzlicher Lebensmittel, bei der auch Milch und Milchprodukte erlaubt sind. Sein Müsli bezeichnete er als Heilnahrung, da es die Selbstheilungskräfte im Körper aktiviere und die Darmfunktion anrege. Ich mache mir das Müsli immer mit ungesüßtem Naturjoghurt aus Sojamilch, aber Sie können natürlich auch Naturjoghurt aus Kuhmilch nehmen.

Zutaten für 1 Person:

30 g Haferflocken
10 g Weizenkleie
10 g Leinsamen
15 g Mandeln ganz
20 g Rosinen
130 g Joghurt ungesüßt
1 EL Honig
Eine Prise Zimt
1 großer Apfel

Im Originalrezept werden Haselnüsse verwendet, da ich die nicht so gerne esse, nehme ich lieber Mandeln. Sie können natürlich auch eine andere Nusssorte verwenden.

Haferflocken mit Weizenkleie, Mandeln, Rosinen und dem Joghurt und Zimt mischen, einen kleinen Schuß Wasser dazu mischen und am besten über Nacht abgedeckt im Kühlschrank stehen lassen.

Morgens einen Apfel raspeln, den Leinsamen dazu mischen und eventuell noch einen Schuss Wasser hinzufügen. Alles gut mischen und mit dem Honig dekorieren. Guten Appetit!

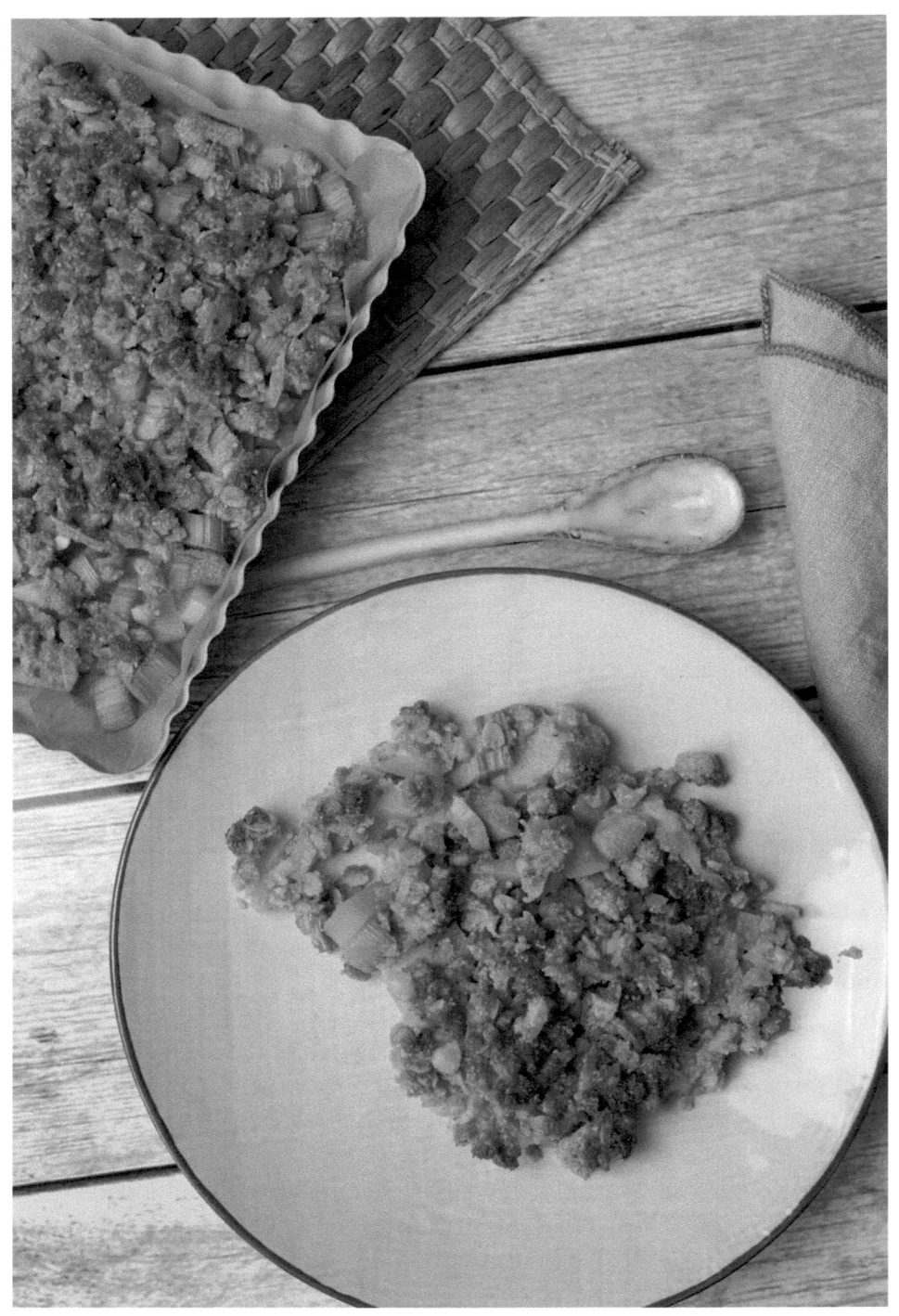

Rhabarber-Crumble

Crumble ist eine sehr schnell und einfach zu machende Kuchenform, da man hier nur das Obst kleinschneidet, in eine gefettete oder mit Backpaier ausgelegte Auflauf- oder Tarteform legt, Crumble (Streusel) herstellt, auf dem Obst verteilt und die Form in den Ofen schiebt. Ohne gehen lassen, Teig herstellen oder ähnliches. Ich liebe es! Außerdem kann man die Crumble auch wunderbar ohne Mehl herstellen, zum Beispiel aus gemahlenen Nüssen usw.

Zutaten für 2 Personen

500 g Rhabarber (bereits geschält)
50 g Zucker
40 g Butter oder Margarine
50 g Mehl oder eine Mischung aus Mehl, gemahlenen und gehackten Nüssen. Hafermehl eignet sich sehr gut.
30 g Haferflocken
1 Pck. Vanillezucker

Ofen auf 200° C Ober- und Unterhitze vorheizen.

Den Rhabarber schälen und kleinschneiden und in der mit Backpapier ausgelegten Tarteform verteilen. Backpapier spart hier viel Fett ein.

Die Butter in einer kleinen Pfanne zerlassen und mit den restlichen Zutaten in einer Schüssel vermischen, bis sich kleine Crumbles bilden. Diese gleichmäßig auf dem Obst verteilen und die Form in den vorgeheizten Ofen schieben. 20 bis 30 Minuten je nach gewünschter Bräunung der Streusel backen.

Meine Form ist rechteckig und hat die Maße 20 x 25 cm.

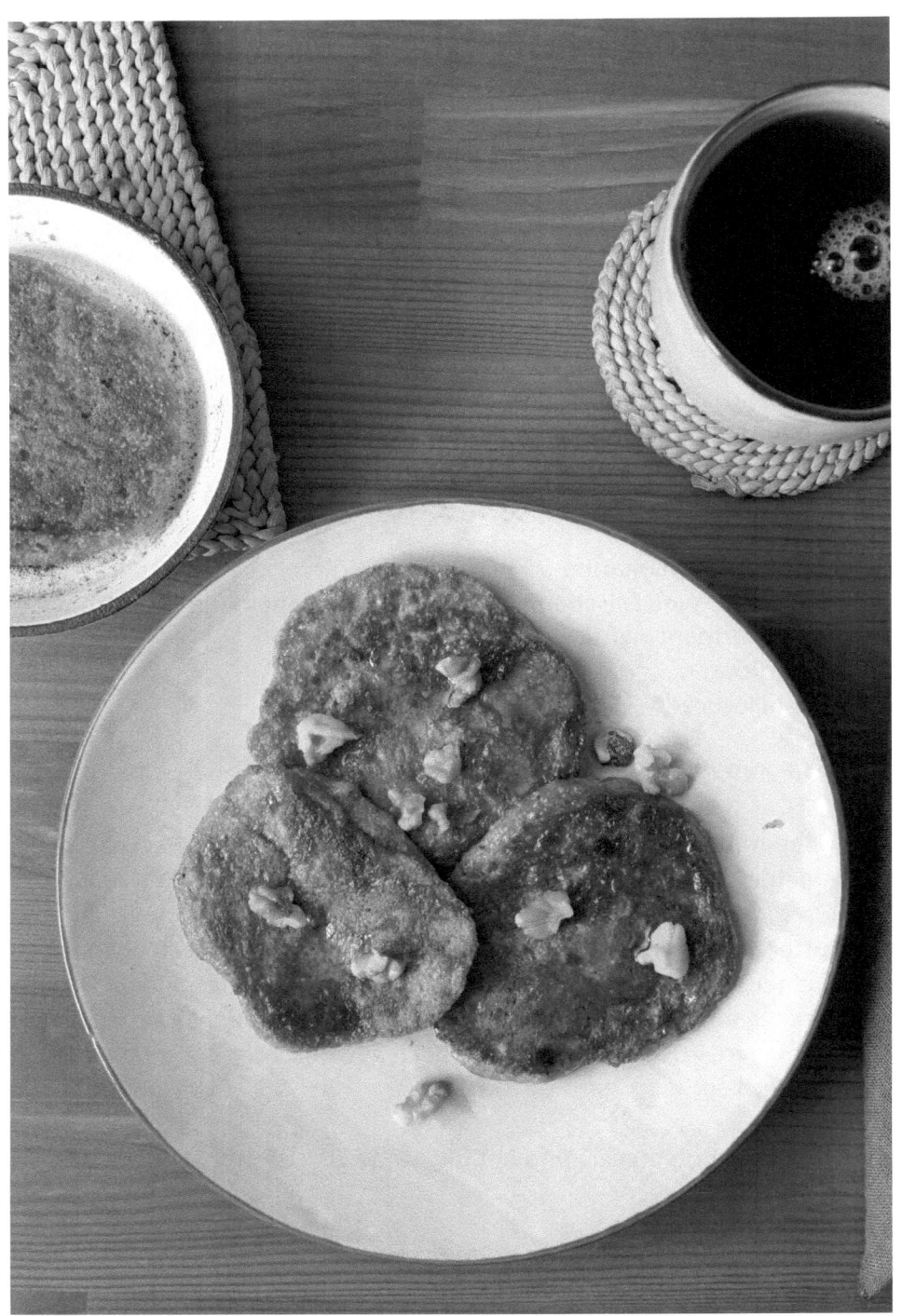

Pancakes mit Banane

Zutaten für 2 Personen

1 kleine reife Banane
1 TL Vanillinzucker
2 TL Rohrzucker
150 ml Pflanzenmilch nach Wahl
100 g Hafermehl
30 g gemahlene Mandeln
20 g gehackte Mandeln
1/2 TL gemahlener Zimt
1/2 TL Backpulver
Rapsöl
Gehackte Walnüsse als Deko
Ahornsirup
1 Prise Salz

Die Banane schälen und in einer Schüssel mit einer Gabel zerquetschen und fein drücken. Mit einem Schneebesen mit dem Zucker, Vanillezucker und der Pflanzenmilch schaumig schlagen.

Mehl mit Salz, Zimt, Backpulver sowie den Mandeln mischen, mit der Milch verrühren.

In einer beschichteten Pfanne das Öl erhitzen und mit einer Kelle eine kleine Menge vom Teig jeweils in der Pfanne verteilen. Je nach Größe der Pfanne kann man etwa 3 bis 4 Pancakes gleichzeitig backen. Jede Seite vom Pancake etwa 4 Minuten backen, dann mit einem Holzlöffel umdrehen. Die fertigen Pancakes auf einen Teller geben und einen anderen drüber legen, damit sie warm bleiben. Alternativ kann man sie auch in den Ofen stellen und diesen auf eine niedrige Temperatur einstellen. Mit den Walnüssen und etwas Ahornsirup servieren.

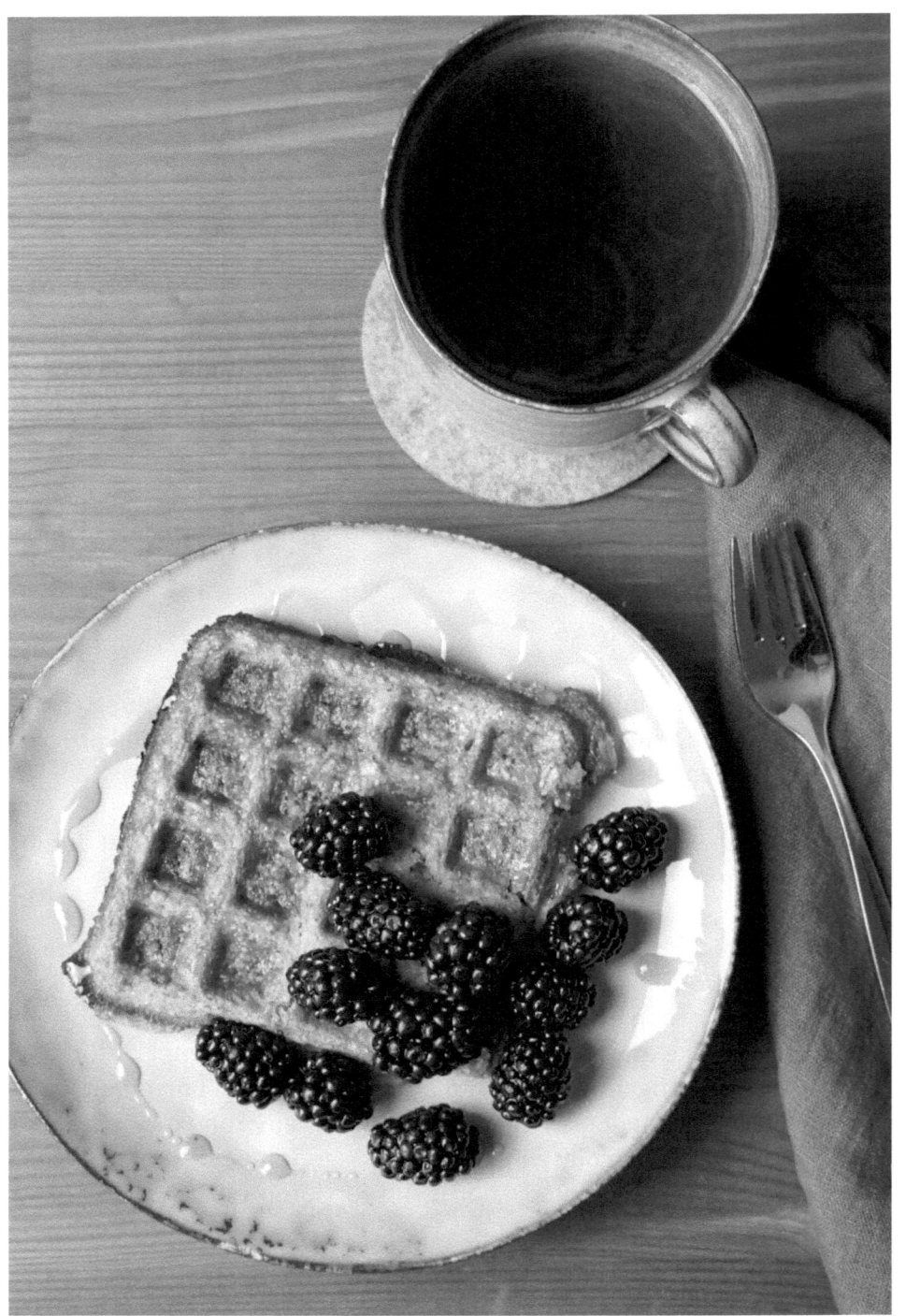

Waffeln aus Hafermehl

Zutaten für 2 Personen

1 TL Vanillinzucker
2 TL Rohrzucker
200 ml Pflanzenmilch nach Wahl
200 g Hafermehl
50 g Haferflocken
30 g gemahlene Mandeln
20 g gehackte Mandeln
1/2 TL gemahlener Zimt
1/2 TL Backpulver
1 Prise Salz
Butter oder Margarine
Beeren oder anderes Obst als Deko
Ahornsirup

Mit einem Schneebesen den Zucker, Vanillezucker und die Pflanzenmilch schaumig schlagen. Mehl mit Salz, Zimt, Backpulver sowie den Mandeln mischen, mit der Milch verrühren. Etwa eine Viertelstunde stehen lassen.

Das Waffeleisen auf mittlere Temperatur erhitzen und mit Butter oder Margarine gut einfetten. Auf keinen Fall Öl nehmen, dann kleben die Waffeln fest. Jeweils etwa 2 EL Teig auf jeweils eine Fläche im Waffeleisen geben. Waffeleisen schließen und den Wecker auf etwa 4 Minuten stellen. Dann vorsichtig das Eisen öffnen und gucken, ob die Waffeln schon schön hellbraun sind. Ansonsten einfach noch ein paar Minuten backen lassen. Waffeln mit einem Holzlöffel vorsichtig rausnehmen, mit Obst und etwas Ahornsirup servieren.

Wenn Sie für das Rezept eine Banane verwenden, wird der Teig sehr klebrig!

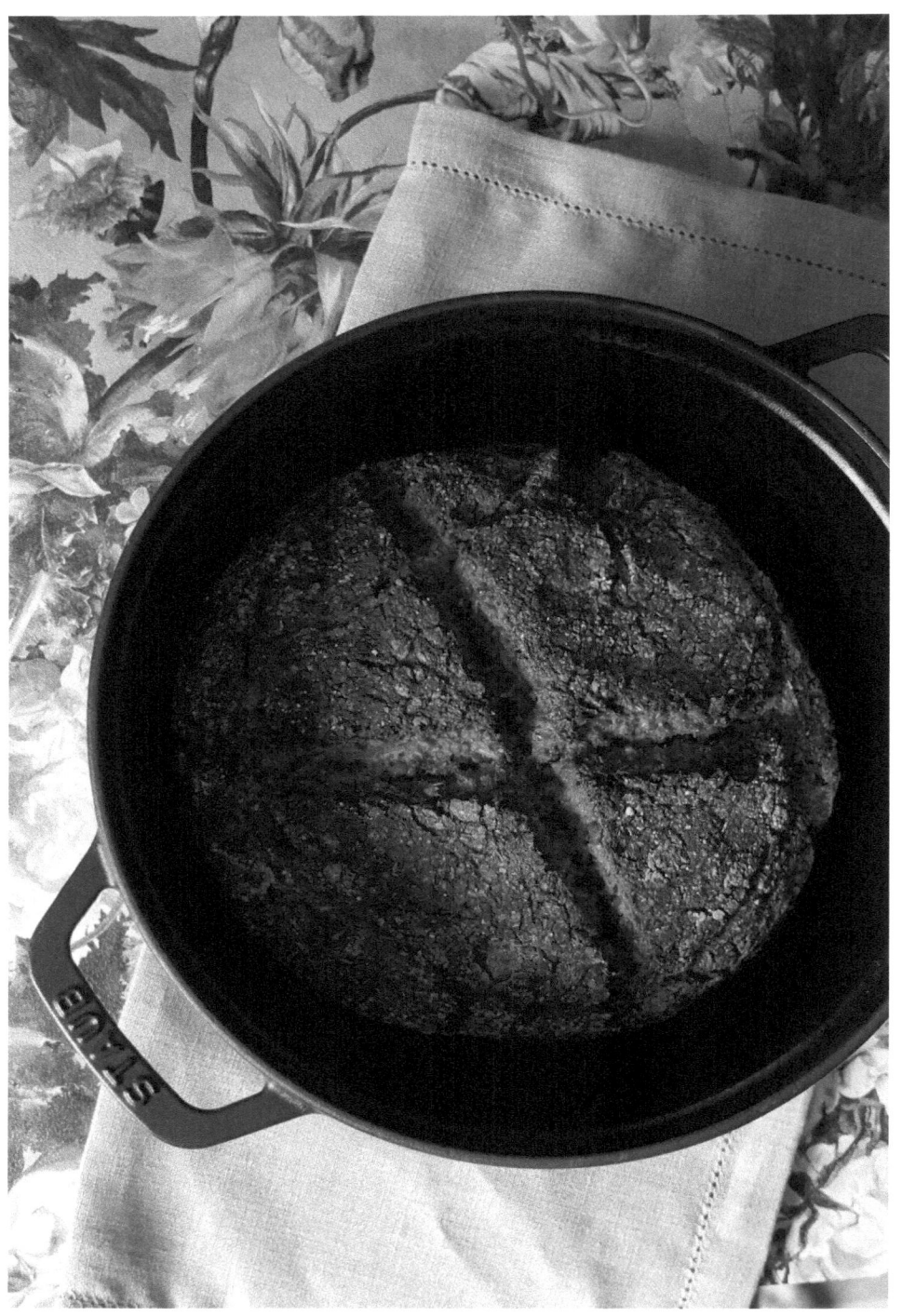

Backwaren

Hier habe ich darauf geachtet, dass die Brote und anderen Backwaren nicht nur sehr gut schmecken, sondern auch ordentlich Ballaststoffe liefern.

Und eine kleine Überraschung ist auch dabei, fürs Wochenende. Man muss ja auch mal ein bisschen unartig sein!

Auch hier gilt: Fangen Sie einfach an und sammeln Sie Erfahrungen. Vielleicht am Wochenende. Für ein Brot brauchen Sie gar nicht lange, das Gehenlassen und backen, erledigen der Sauerteig, die Hefe und der Backofen für Sie.

Ich habe das Buch mitten in der Corona-Pandemie geschrieben und keine Hefe bekommen. So habe ich selbst Hefewasser hergestellt und damit gebacken.

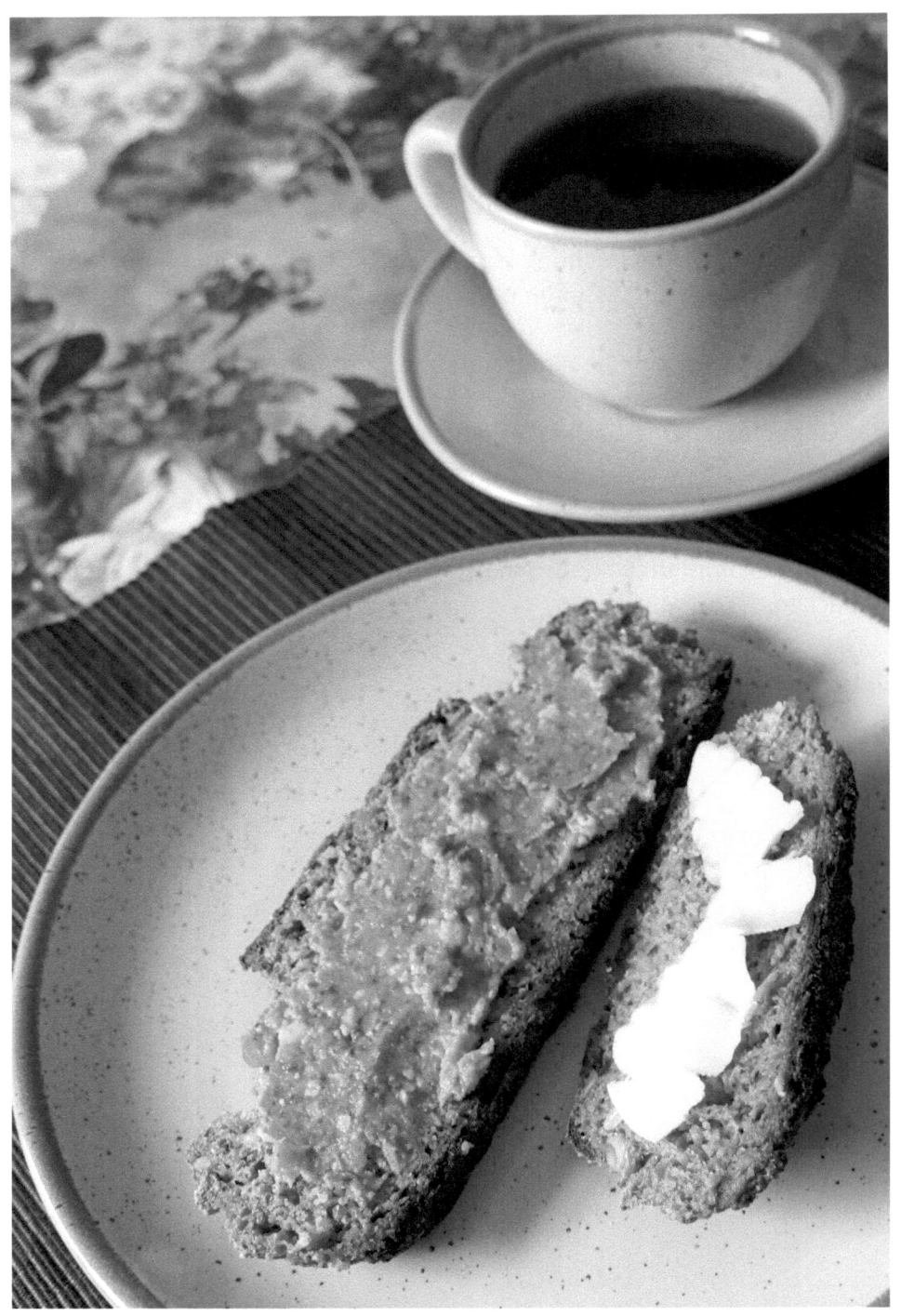

Vollkornbrot mit Möhren im Topf gebacken

Brot im Topf backen? Warum das denn? Ja, ich habe mich das auch erst gefragt! Aber durch den Topf baut man quasi einen Ofen im Ofen und auf diese Weise wird das Brot sehr knusprig und auch Backlaien bekommen ein wunderbares Ergebnis hin.

Am besten wird das Brot allerdings in einem gusseisernen Bratentopf. Machen Sie sich also auf die Suche, ob nicht von Oma vielleicht noch so ein altes Schätzchen auf dem Dachboden steht.

Beim Neukauf sollten Sie nicht auf Billigware setzen, denn gerade hier tummeln sich viele schwarze Schafe, die dann die Ware nicht wieder zurücknehmen, wie man in den Rezensionen lesen kann. Mein Topf ist von Staub, zu der Firma gehört auch Zwilling, die die guten Messer herstellen.

Dieses Brot ist besonders ballaststoffreich durch die Möhren und das Vollkornmehl. Ich mahle mir das Mehl vor dem Backen frisch, vor allem weil es jetzt zu Zeiten der Corona-Pandemie kein Mehl zu kaufen gibt. Bei vielen Biobauern kann man aber Getreide bekommen. Mit einem guten Hochleistungsmixer kann man sich wunderbar auch Mehl mahlen.

Ich verwende selbst gemachtes Hefewasser, da auch Hefe kaum zu bekommen ist, sowie meinen Roggen-Sauerteig. Das Rezept für Hefewasser und Sauerteig finden Sie ebenfalls in diesem Buch.

Den Topf sollten Sie leer mit dem Ofen zusammen vorheizen, da gusseiserne Töpfe nur langsam erhitzt werden dürfen. Holen Sie dann den Topf wieder aus dem Ofen, packen vorsichtig ohne sich zu verbrennen das Brot in den Topf und zurück in den Ofen.

Zutaten für 1 Brot:

400 g Möhren
40 g flüssiger Sauerteig
10 g frische Hefe (alternativ weglasssen und stattdessen 150 ml aktives Hefewasser verwenden. Siehe Hinweise beim Rezept.)
1 EL flüssiger Honig oder Zuckerrübensirup
300 g Dinkelvollkornmehl
100 g Roggenvollkornmehl
50 g Weizenkleie
50 g geschroteter Leinsamen
10 g Salz
25 g Sonnenblumenkerne
25 g Haferflocken

Mehl zum Arbeiten
ofenfester Topf, am besten Gusseisen mit 24 cm Durchmesser

Die Möhren schälen und 100 g davon kleinraspeln. Den Rest grob klein-schneiden, mit etwas Wasser in einem kleinen Topf aufkochen, etwa 13 Minuten kochen lassen, das Wasser abgießen und die Möhren pürieren .

Den Sauerteig in eine Schüssel abwiegen, Hefe hinzufügen und den Ho-nig mit 150 ml Wasser verrühren, bis sich die Hefe aufgelöst hat. Alter-nativ das Hefewasser mit dem Honig und dem Sauerteig verrühren.

In einer zweiten Schüssel die trockenen Zutaten vermengen, die geras-pelten und pürierten Möhren hinzugeben und alles mit Knethaken des Handrührgerätes gleichmäßig vermengen.

Den Teig abdecken und an einem warmen Ort mindestens 5 bis 6h wegen der Fodmaps gehen lassen. Bei Verwendung von Hefewasser muss man der Hefe auch etwas Zeit lassen, um ihre Arbeit verrichten zu können.

Sobald sich der Teig deutlich vermehrt hat und mindestens 6h vergangen sind, den Ofen mit dem leeren Topf auf 250° C vorheizen, auf der zweiten Schiene von unten.

Während des Vorheizens den Teig aus der Schüssel auf eine gut bemehlte Arbeitsfläche fallen lassen, die Hände mit Mehl einstauben und das Brot vorsichtig ein bisschen kneten, so dass überall ein bisschen Mehl außen rum kleben bleibt und der Teig nicht mehr an den Händen kleben bleibt. Eine schöne Kugel formen und liegen lassen.

Wenn der Ofen vorgeheizt ist, den Topf mit Ofenhandschuhen vorsichtig aus dem Ofen nehmen, den Teig in die Mitte des Topfes setzen, mit einem Messer x-förmig einritzen, den Deckel schließen und den Topf auf das Backblech zurückstellen.

Nach etwa einer halben Stunde den Deckel vorsichtig abnehmen und das Brot nochmal ein paar Minuten backen. Mit einem langen Holzstäbchen in das Brot bis zum Boden pieken und beim Herausziehen gucken, ob noch Teig dran kleben bleibt. Bleibt das Stäbchen sauber, ist das Brot fertig. Den Topf vorsichtig aus dem Ofen nehmen, etwas abkühlen lassen, das Brot vorsichtig herausnehmen und auf einem Gitter auskühlen lassen, am besten über Nacht.

Ich weiß, es ist verführerisch und duftet so gut ;) Aber wenn man es jetzt anschneiden würde, würde es bröckeln und das wäre ja schade drum. Umso mehr kann man sich auf das Frühstück am nächsten Tag freuen!

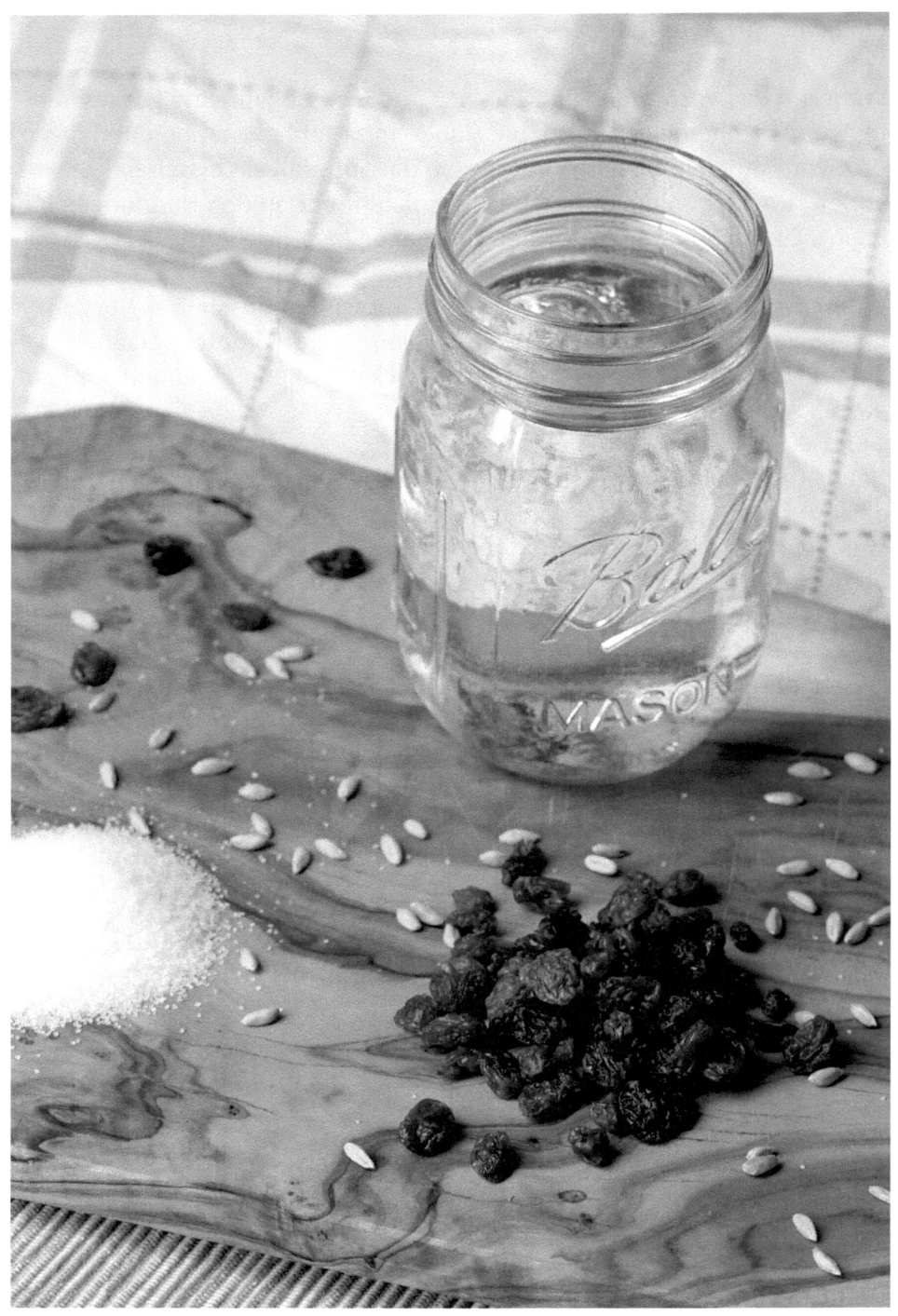

Hefewasser herstellen

Gerade jetzt mitten in der Corona-Pandemie gibt es keine Hefe im Supermarkt zu kaufen und so habe ich mich auf die Suche nach einer Möglichkeit gemacht, Hefe selbst herstellen zu können! Und ja, es ist eigentlich ganz einfach, warum habe ich das nicht schon viel früher so gemacht? Außerdem schmeckt alles damit viel aromatischer.

Der Hefepilz ist ein einzelliger Organismus, er verwandelt Zucker in Kohlendioxid und Alkohol. Überall in der freien Natur kommt Hefe vor und gedeiht prächtig in sauerstoffarmer Umgebung auf der unbehandelten Schale von Trockenfrüchten, also ungeschwefelten Rosinen zum Beispiel. Hier ernährt sie sich hauptsächlich von Zucker. Bereits in der Antike war die nützliche Wirkung der Hefe für den Gärungsprozess und die Herstellung von Brot und Bier bekannt. Hefe ist eine unersetzliche Zutat für Bäckereien und Brauereien. Will man zu Hause Pizza oder Brot selber backen, braucht man sie dafür. Sie bringt den Teig als Lockerungsmittel dazu, aufzugehen.

Hefe einfach selbst herstellen

Viele Menschen vertragen die industrielle Hefe nicht so gut, sie verursacht bei ihnen Blähungen oder Verstopfungen. Selbst produzierte Hefe oder auch Wilde Hefe genannt, hat hier den Vorteil, dass auf industrielle Zusatzstoffe verzichtet wird. Das selbst gemachte Hefewasser ist wesentlich besser verträglich, beugt Verstopfungen vor und wirkt sich dank des hohen Vitamin-B-Gehalts positiv auf die Darmflora aus. Und man weiß, was in der Hefe und den Backwaren, die man mit ihr herstellt, drinsteckt.

Wilde Hefen und Bakterien gibt es quasi überall und man kann sich mit haushaltsüblichen Zutaten sehr leicht eigene Hefekulturen anlegen. Datteln haben einen hohen Zuckergehalt und bieten mit der klebrigen Oberfläche einen idealen Nährboden für Hefekulturen.
Anleitung

Hefe selbst herzustellen, ist nicht nur einfach, sondern macht darüber hinaus auch sehr viel Spaß. Zur Herstellung der eigenen Hefe benötigen Sie lediglich folgende Zutaten und Hilfsmittel:

1 verschließbare Glasflasche (500 ml)
500 ml Leitungswasser lauwarm
1 EL Zucker
1 -2 EL Rosinen oder 2 Datteln

Um für die nötige Hygiene zu sorgen, sollten Flasche und Deckel bei höchster Temperatur in der Spülmaschine gereinigt werden oder in einem Topf zehn Minuten lang abgekocht werden. Verwenden Sie zum Rausholen der Flasche eine Zange oder einen Ofenhandschuh, um Verbrennungen zu vermeiden.

Alle Zutaten in das Glas füllen, ein bisschen umrühren, damit sich der Zucker auflöst, Deckel drauf und an einen warmen Ort stellen. Am besten an die Heizung. Morgens und abends schüttelt man einmal kräftig durch. Dadurch wird die Hefe Tag für Tag aktiviert und Schimmel auf der Wasseroberfläche wird vermieden. Sollte sich dennoch Schimmel bilden, empfehle ich, die Mischung sicherheitshalber zu entsorgen und neu anzusetzen.

Öffnen Sie die Flasche nach dem Schütteln vorsichtig, damit entstandene Gase entweichen können. Sie können das Glas oder die Flasche auch leicht geöffnet lassen, sodass das Gas kontinuierlich entweichen kann. Bereits nach zwei bis drei Tagen setzt der Gärungsprozess ein. Das Wasser wird trüb und es bilden sich kleine Bläschen, es blubbert kräftig.

Nach 5 Tagen kann das Hefewasser zum Brotbacken verwendet werden. Wenn im Rezept steht, dass 250 Milliliter Wasser gebraucht werden, nehmen Sie einfach 250 Milliliter Hefewasser stattdessen. Im Glas schön umrühren, damit die Hefe vom Boden in das Wasser verteilt wird und mit einem kleinen Sieb die Hefe in den Teig schütten. So gelangen die Rosinen nicht in den Teig.

Nun wieder Wasser aufgießen, etwas Zucker rein und eventuell die alten Rosinen entfernen und neue verwenden. Ich habe die Rosinen probiert, weil ich sie nicht einfach entsorgen wollte. Aber ich habe mich dann ziemlich schnell für die Biotonne entschieden. Nicht so mein Geschmack, aber probieren Sie ruhig selbst mal!

Die selbst gemachte Hefe ist im Kühlschrank bis zu zwei Monate lang haltbar. Will man ein Brot backen, nimmt man das Glas etwa einen halben Tag vorher aus dem Kühlschrank, so wird sie wieder aktiviert. Dass die Hefe einsetzbar ist, sieht man daran, dass die Rosinen wieder oben schwimmen!

Wilde Hefe kann einfach als Ersatz für frische Hefe oder Trockenhefe in den Rezepten verwendet werden. Was man allerdings wissen muss, ist, dass man der wilden Hefe ein bisschen Zeit geben muss, um ihre Arbeit verrichten zu können! Will man beispielsweise Brötchen backen, sollte man den Teig solange gehen lassen, bis sich deutlich Blasen entwickelt haben.

Wenn man mit wilder Hefe backen will, muss man ein bisschen ein Gespür für den Teig entwickeln. Hat man sich aber erstmal auf das Experiment eingelassen und den viel besseren Geschmack lieb gewonnen, will man nicht mehr die industrielle Hefe verwenden.

Ich wünsche viel Erfolg und Spaß beim Experimentieren!

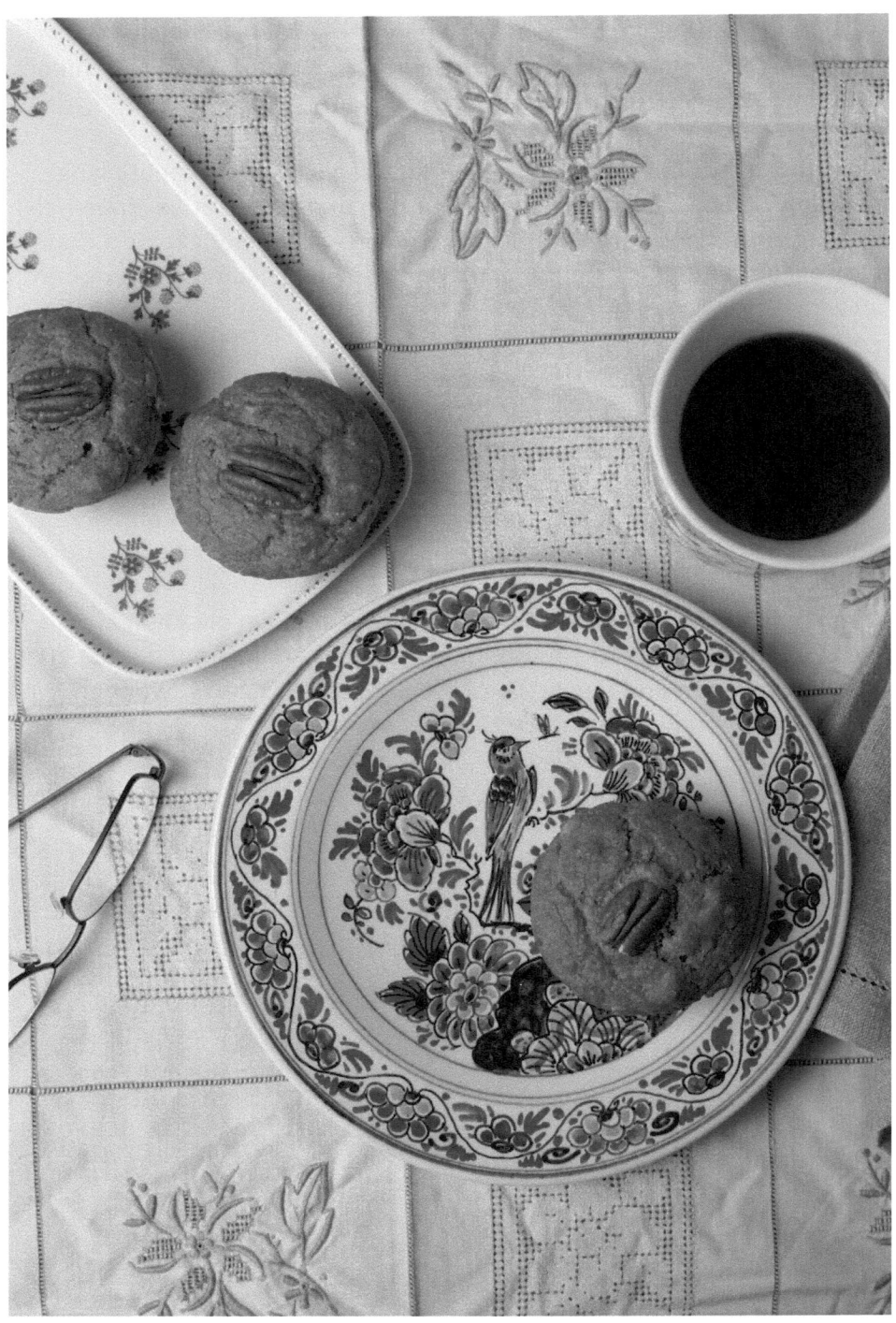

Bananenmuffins

Diese Muffins sind sehr lecker und kommen gut ohne Zucker aus, da die Süße von den reifen Bananen kommt. Ich habe Hafermhl genommen, da man hier nicht auf das Gluten vom Getreide beim Backen angewiesen ist.

Kaufen Sie also drei Bananen und lassen sie ein paar Tage liegen, bis sie so richtig dunkel sind, dann sind sie dafür am besten geeignet.

Zutaten für 12 Muffins:

3 Bananen (300 g)
200 g Hafermehl
60 ml Pflanzenöl
1 TL Zimt
1 Pck. Backpulver
2 Eier oder alternativ 4 EL Sojamehl mit 4 EL Wasser verrührt
50 g Nüsse nach Wahl

Die Bananen schälen und in einer Schüssel mit einer Gabel gut zerdrücken. Mit 2 Eiern verrühren und aufschlagen. Mehl, Backpulver und Zimt zum Brei geben und verrühren. Die Nüsse hinzufügen und die Masse in eine Muffinform füllen. Je eine Nuss als Deko auf die Muffins setzen.

Die Muffinförmchen sollten maximal bis zum Rand mit Teig gefüllt werden. Den Ofen auf 180°C vorheizen und die Muffins etwa 15 bis 20 Minuten Sttäbchenprobe machen und eventuell noch ein paar Minuten drin lassen.

Die Muffins vorsichtig aus der Form holen und auf einem Gitter abkühlen lassen. Wer will, kann sie noch mit einer Schokoglasur verfeinern.

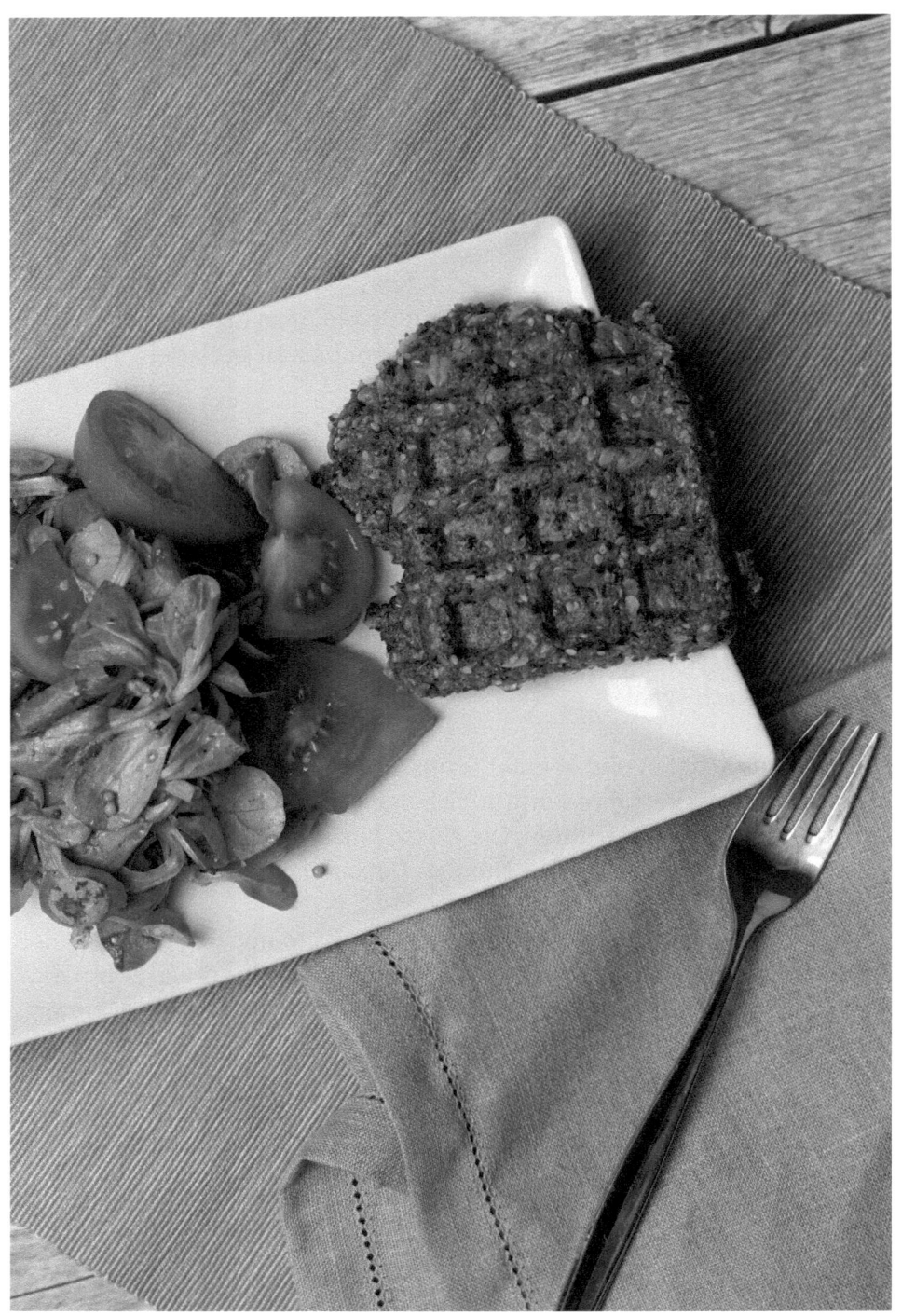

Waffeln aus Samen und Kernen

Diese Waffeln habe ich in der akuten Phase meiner Verletzung wöchentlich gegessen, da ich so das Gefühl hatte, das Angenehme mit dem Nützlichen zu verbinden. Sie sind quasi glutenfrei, bestehen zum größten Teil aus Leinsamen und anderen Kernen und man hat so gleich einen großen Teil der Ballaststoffe für den Tag gefuttert.

Beim Waffeleisen empfehle ich Ihnen, es nicht mit Pflanzenöl einzufetten, denn dann klebt alles fest, unabhängig von einer Antihaftbeschichtung. Hier hilft nur Margarine oder Butter.

Zutaten für etwa 10 Waffeln

60 g Haferflocken
50 g Sonnenblumenkerne
50 g Leinsamen ganz
50 g Leinsamen geschrotet
50 g Sesam
50 g Buchweizenmehl
1 gehäufter EL Flohsamenschalen
50 ml Rapsöl oder Olivenöl
400 ml Wasser

Würzung

2 TL Kräuter der Provence
2 TL Knoblauch getrocknet
Salz nach Bedarf
Chili oder Pfeffer nach Bedarf

Alle Zutaten in einer Schüssel gut durchmischen, das Wasser hinzufügen und etwa 20 Minuten ziehen lassen. Dann das Waffeleisen gut einfetten und vorheizen.

Den Teig auf das Waffeleisen verteilen und jeweils auf mittlerer Stufe solange backen, bis kaum noch Dampf aufsteigt, etwa 10 bis 15 Minuten je nach Waffeleisen. Dann das Waffeleisen öffnen und mit einem Holzlöffel prüfen, ob die Waffeln noch weich sind. Dann das Waffeleisen schließen und die Temperatur etwas höher stellen und so die Wafeln ein paar Minuten knusprig backen.

Da muss man ein bisschen aufpassen und ein Gefühl für bekommen.

Die fertigen Waffeln in einen Brotkorb aufrecht hinstellen, so dass sie ausdampfen können und schön knusprig bleiben. Es darf sich kein Dampf stauen, denn dann werden sie wieder labberig. Man kann sie auch einfach an einen Teller lehnen oder ähnliches.

Nun so den Rest des Teiges fertig backen und die Waffeln entweder gleich auffuttern, einfrieren und auf dem Toaster auftauen oder abgedeckt in den Kühlschrank stellen. Sie halten sich ein paar Tage und können auf dem Toaster wieder knusprig gebacken werden.

Sie können aus dem Teig auch im Ofen auf einem Backblech dünn ausgestrichen Cracker machen. Dafür den Teig auf zwei Bleche auf Backpapier verteilen und 30 bis 40 Minuten bei 170°C backen. Auch andere Gewürzmischungen sind sehr lecker, zum Beispiel Curry und Chili oder Ingwer, Chili und Koriander.

Dressing für den Salat:

1 EL Olivenöl
1 EL Aceto Balsamico dunkel
Salz
Pfeffer
1 TL körniger Senf

Alles mit einem kleinen Schneebesen in einer Schüssel cremig rühren.

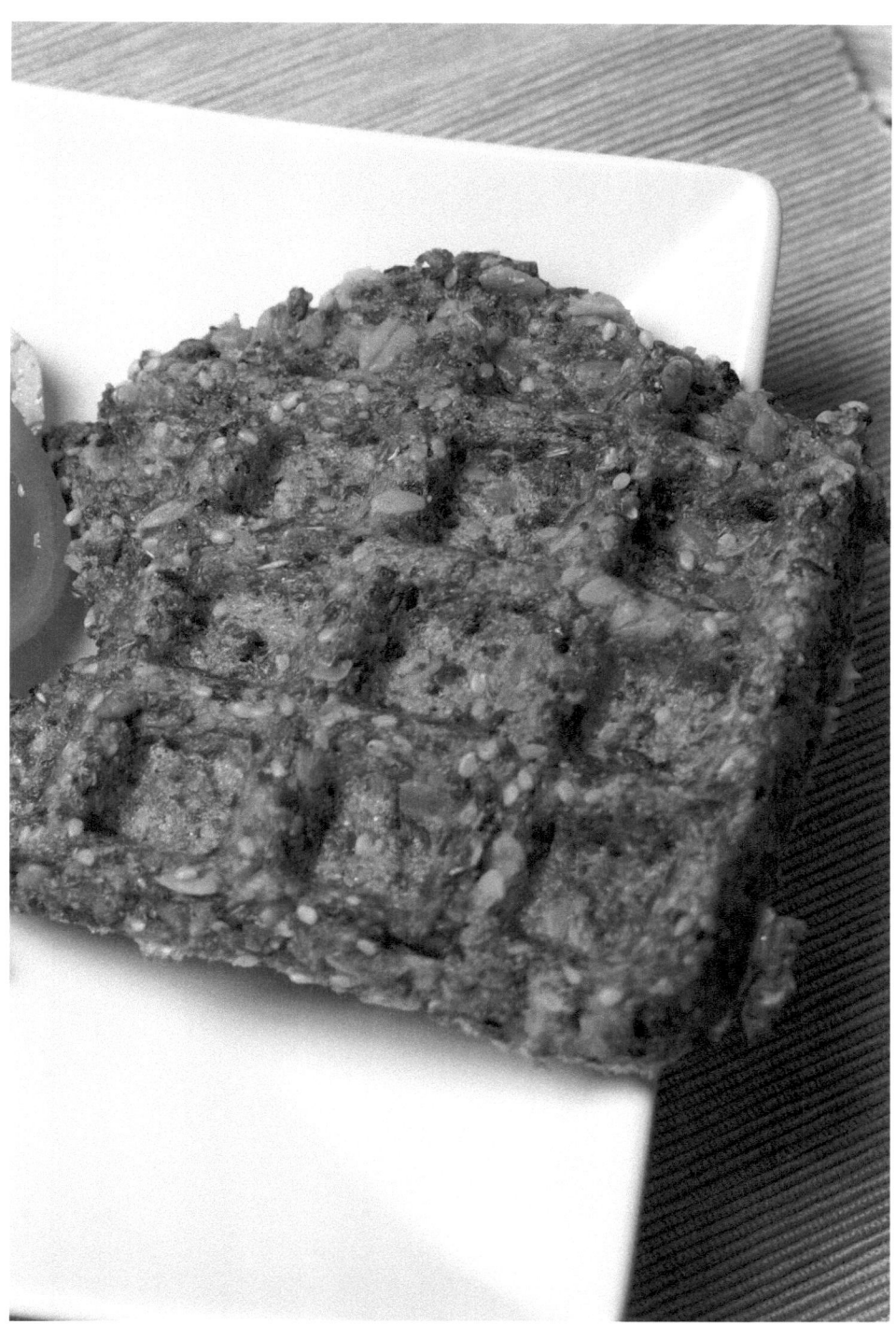

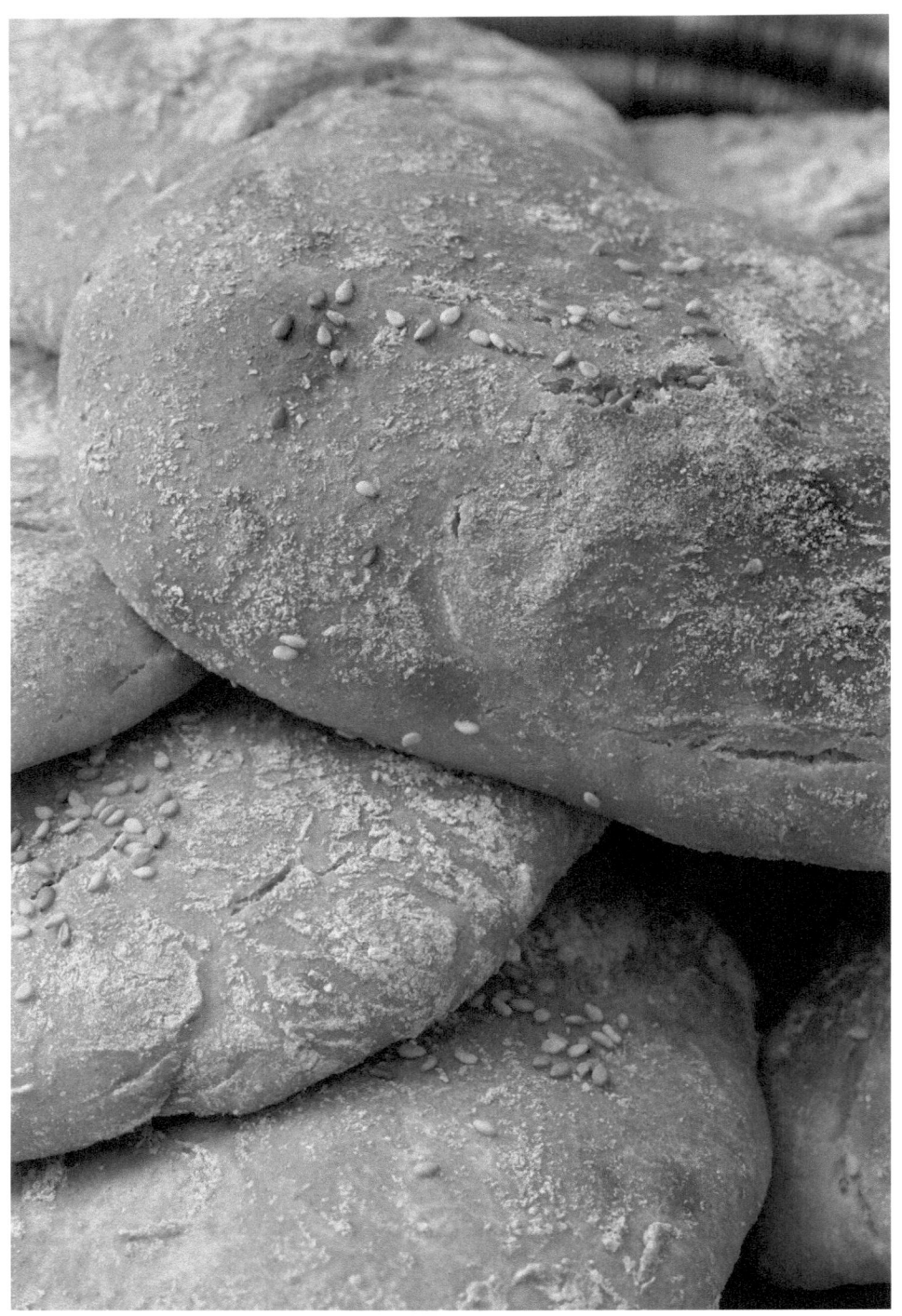

Weizenbrötchen italienisch

Weizenbrötchen? Ich dachte, ich soll die gerade nicht mehr essen! Ja, ich weiß, dass ich das geschrieben habe. Aber am Wochenende können Sie sich ruhig eins davon am Tag gönnen, wenn Sie trotzdem auf die tägliche Dosis Ballaststoffe kommen.

Und wenn Sie die erst einmal probiert haben, dann wollen Sie garantiert nicht mehr die trockenen Industriebrötchen vom Bäcker oder Discounter essen!

Allerdings müssen Sie für leckere Brötchen am Sonntagvormittag schon am Freitag den Vorteig ansetzen und etwa eine Woche vorher damit beginnen, das Hefewasser anzusetzen, denn dieses Rezept kenne ich nur mit Hefewasser. Das Rezept finden Sie hier im Buch.

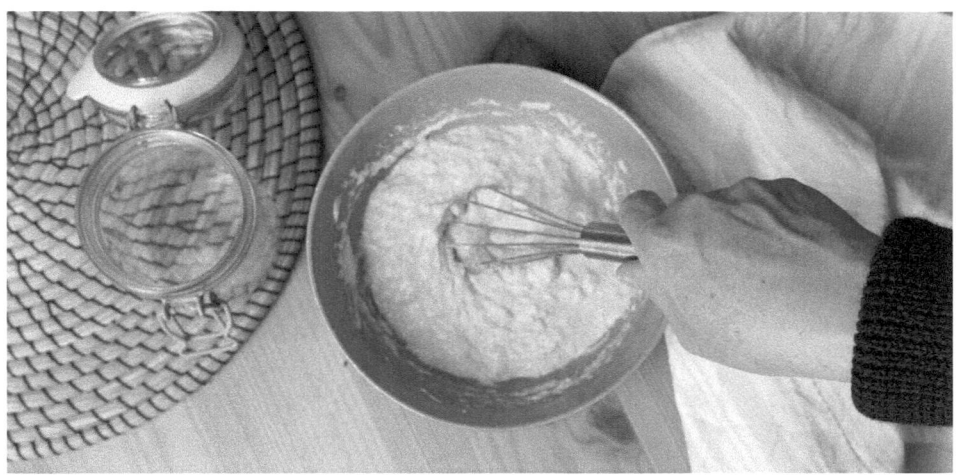

Zutaten für den Vorteig

150 g Weizen- oder Dinkelmehl (Vollkorn geht auch)
150 g aktives Hefewasser

Mehl und Hefewasser in einer Schüssel durchmischen und anschließend 24h an einem warmen Ort gehen lassen. Der Raum sollte mindestens

24°C warm sein. Im Winter ist die Heizung ideal und im Sommer ein Tisch an einem Südfenster oder in einer Plastiktüte eingewickelt auf dem Balkon. Zuviel Wärme ist allerdings auch nicht gut, also nicht im Hochsommer in die pralle Sonne stellen ;)

Wenn der Teig deutlich sein Volumen mehr als verdoppelt hat und er mit Blasen durchzogen ist., kann er verwendet werden. Sie können den Vorteig in der Schüssel abgedeckt bis zu 48h im Kühlschrank aufbewahren.

Zutaten für den Hauptteig

Vorteig
450 g Weizenmehl Typ 1055 (Ich verwende Vollkornmehl)
150 g Hefewasser, aktiv
100 g Wasser
13 g Salz

Da ich keine Küchenmaschine habe, rühre ich einfach alle Zutaten mit den Knethaken des Handrührgerätes erst 3 Minuten auf niedrigster Stufe und dann weitere 10-12 Minuten auf höherer Stufe zu einem glatten, gut dehnbaren Teig. Nehmen Sie den Teig einmal kurz hoch, machen etwas Olivenöl in die Schüssel und platzieren den Teig wieder in der Mitte der

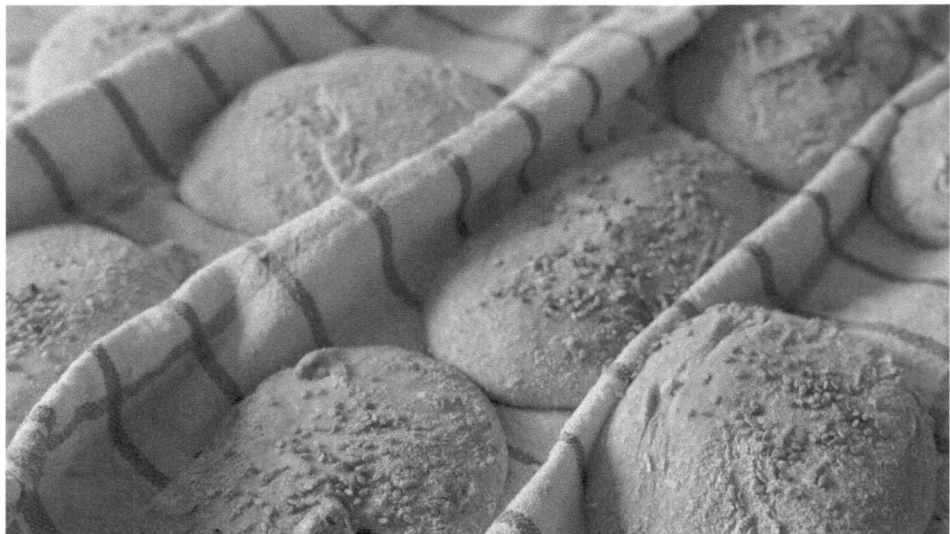

Schüssel auf dem Öl. Bitte bedenken Sie bei der Wahl der Schüssel, dass der Teig etwa doppelt so groß werden wird beim Gehvorgang.
Nun genauso vorgehen wie mit dem Vorteig, 24h an einem warmen Ort in Ruhe gehen lassen. Anschließend nochmal 24h im Kühlschrank gehen lassen.

Am Backtag den Teig rechtzeitig aus dem Kühlschrank nehmen, damit er Zimmertemperatur annehmen kann. Aus dem Teig etwa 10 Brötchen mit Hilfe von leicht angefeuchteten Händen formen und in etwas Mehl wenden.

Anschließend auf einem sauberen Geschirrtuch ausbreiten. Da die Brötchen dazu neigen, etwas auseinander zu gehen, einfach das Tuch in regelmäßigen Abständen hochziehen und quasi kleine Kuhlen für die Brötchen basteln. So die Brötchen nochmal 60 Minuten gehen lassen und rechtzeitig den Ofen auf 250° C vorheizen. Wer will, kann die Brötchen noch mit Mohn und Sesam bestreuen.

Wenn Sie einen Pizzastein haben, dann die Brötchen mit Hilfe einer Schaufel wie die Pizzabäcker mit der Hand auf dem vorgeheizten Stein so platzieren, dass genug Platz ist zwischen den Brötchen.

Ansonsten einfach ein Backblech mit Backpapier verwenden. Nach 15 bis 20 Minuten eine Stäbchenprobe machen und die fertigen Brötchen aus dem Ofen holen, auf einem Gitter abkühlen lassen und genießen.

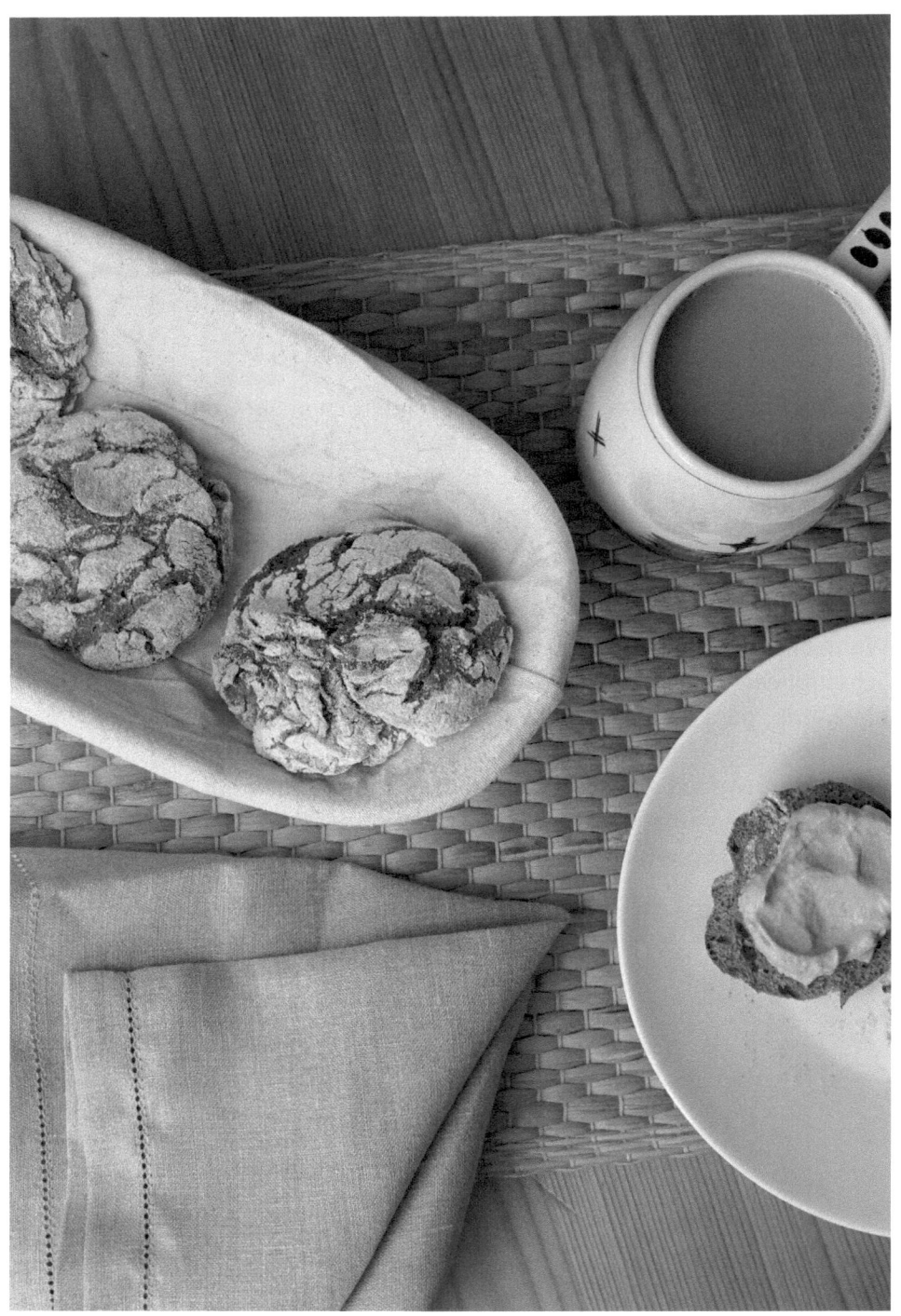

Roggenbrötchen

Zutaten für den Vorteig:

120 g Roggen Vollkornmehl
160 g Hefewasser, aktiv
30 g Sauerteig

Die Zutaten in einer Schüssel gut vermischen und etwa 15h abgedeckt an einem warmen Ort gehen lassen. Der Raum sollte mindestens 24°C warm sein. Im Winter ist die Heizung ideal und im Sommer ein Tisch an einem Südfenster oder in einer Plastiktüte eingewickelt auf dem Balkon. Zuviel Wärme ist allerdings auch nicht gut, also nicht im Hochsommer in die pralle Sonne stellen ;)

Zutaten für den Hauptteig

Vorteig
250 g Hefewasser, aktiv oder Wasser
350 g Roggen Vollkornmehl
15 g Frischhefe (alternativ Hefewasser)
12 g Salz

Die Zutaten in eine Küchenmaschine füllen und auf niedriger Stufe kneten. Nach 3 Minuten die Maschine kurz austellen und den Teig vom Rand in die Mitte geben und dann noch 5 Minuten kneten lassen. Ich nehme dafür einfach die Knethaken des Handrührgerätes. Etwas Mehl auf den Teig geben und abgedeckt an einem warmen Ort für mindestens 15h oder 24h gehen lassen.

Die Arbeitsfläche gut mit Mehl bestäuben und den Teig in etwa 10 gleich grosse Stücke einteilen und mit der Hand eine Kugel formen.

Die Teiglinge mit Mehl bestauben und etwa 15 Minuten ruhen lassen, bis sie deutlich aufgegangen sind.

In der Zwischenzeit den Ofen vorheizen auf 220° C, am besten mit einem Pizzastein. Die Brötchen in regelmäßigen Abständen auf dem Stein verteilen. Eine ofenfeste kleine Schüssel Wasser unter das Blech in den Ofen stellen.

Haben Sie keinen Pizzastein, einfach ein Backblech mit vorheizen und dann das Blech wieder aus dem Ofen holen, (Achtung: heiß!) und ein Backpapier auf das Blech legen und die Brötchen darauf verteilen. Das Blech auf die zweite Schiene von unten schieben.

Die Brötchen 15 Minuten backen und dann die Schüssel Wasser aus dem Ofen nehmen und die Brötchen weitere 10 Minuten fertig backen. Stbchenprobe machen und die Brötchen auf einem Gitter auskühlen lassen.

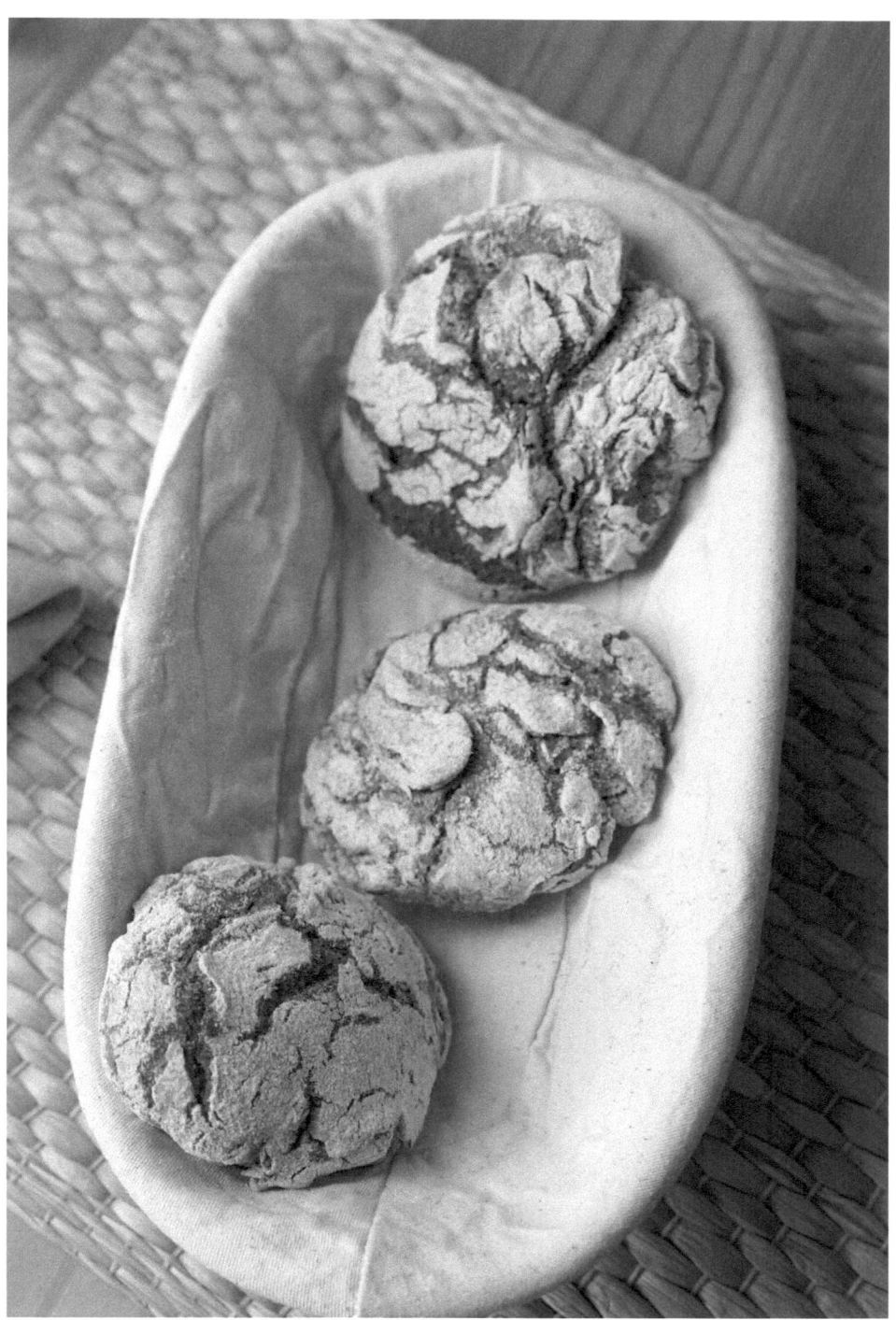

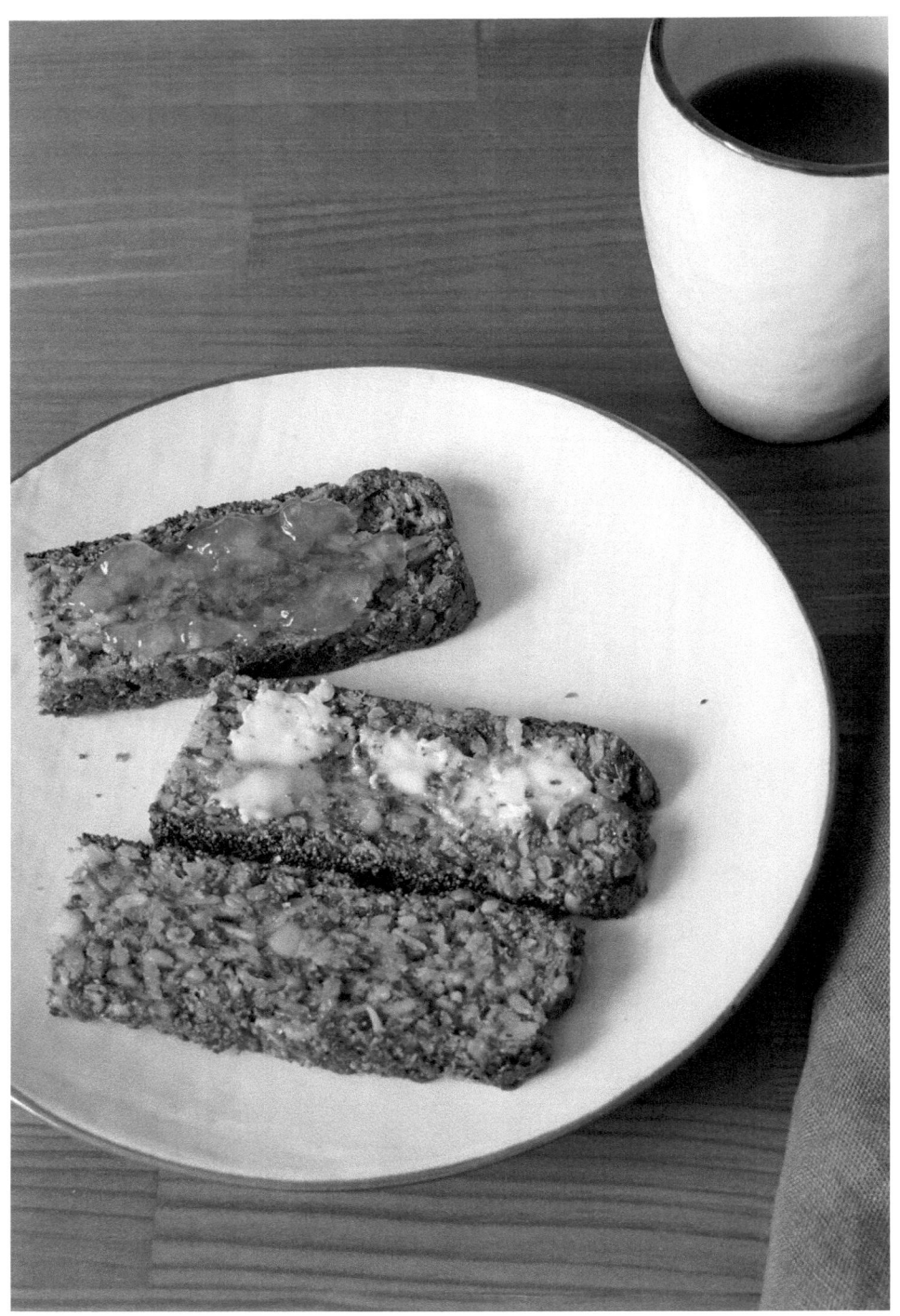

Saatenbrot

Dies ist ein sehr leckeres Brot, das nicht nur gut schmeckt es ist auch glutenfrei, hält lange satt und ist sehr gesund. Ich habe es im gusseisenen Bratentopf gebacken wie das Möhrenbrot, man kann es aber auch in einer Form backen und nach einer halben Stunde vorsichtig daraus holen und auf dem Rost im Ofen knusprig fertig backen.

Zutaten für ein Brot:

150 g Haferflocken , alternativ Reisflocken
130 g Sonnenblumenkerne
70 g geschroteter Leinsamen
50 g gemahlene Mandeln
30 g gehackte Mandeln
30 g gemahlene Haselnüsse
2 EL Chiasamen
2 EL Flohsamenschalen
3 EL Kürbiskerne
3 EL Sesam
1 TL Salz
60 ml Rapsöl oder Kokosöl
1 EL Zuckerrübensirup

Den Ofen auf 220°C mit dem leeren Bratentopf vorheizen, damit der Topf langsam erhitzt wird und nicht kaputt geht. Wenn Sie das Brot in der Form backen, braucht der Ofen nur 170°C Ober- und Unterhitze.

Die trockenen Zutaten in einer Schüssel mischen und in einer anderen den Sirup, 750 ml Wasser und das Öl verrühren und zu den anderen Zutaten geben und gut mischen.

Den Teig in einer mit Backpapier ausgelegten 25 cm großen Kastenform verteilen und im vorgeheizten Ofen 25 Minuten backen. Bei der Variante mit dem Topf den Topf aus dem Ofen herausholen, wenn er die nötige Temperatur erreicht hat. Etwas Rapsöl in den Topf geben, verteilen, den

Teig hineingeben, mit dem Löffel flach drücken und den Deckel drauf machen, zurück in den Ofen! Vorsicht, der Topf wird sehr heiß!

Kastenform nach 25 Minuten aus dem Ofen nehmen, das Brot vorsichtig heraushoelen, damit es nicht auseinanderfällt und auf dem Gitterrost des Ofens noch etwa 50 Minuten backen. Stäbchenprobe machen!

Das Brot auf einem Gitter komplett auskühlen lassen und noch nicht anschneiden ;)

Variante Topf: Den Deckel nach etwa einer halben Stunde abnehmen und das Brot nun noch etwa 45 Minuten zu Ende backen, Stäbchenrpobe machen.

Den Topf aus dem Ofen nehmen, das Brot vorsichtig herausholen und auf dem Gitter abkühlen lassen. Achtung, heißer Topf!

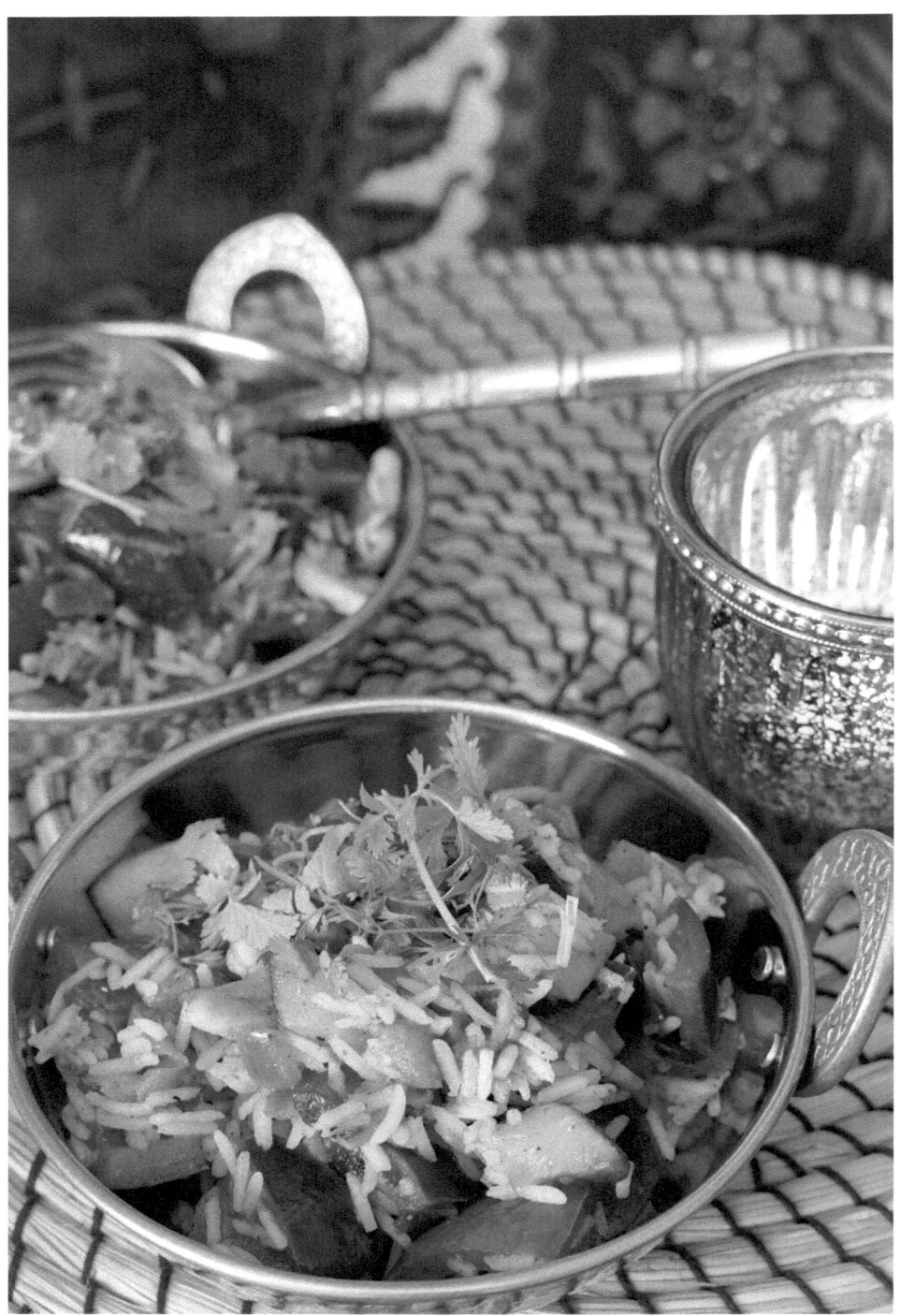

Hauptgerichte

Wenn Sie noch nicht oft selbst gekocht haben, fangen Sie doch einfach mit etwas Leichtem an, wie dem Chili sin carne, das bedeutet ohne Fleisch. Dafür müssen Sie eigentlich nur eine Tomatensauce machen und eine Dose Mais und Kidneybohnen aufmachen, den Inhalt abspülen, abtropfen lassen und unter die Sauce mischen. Oder Sie machen sich ein fruchtiges Ananascurry mit einer guten Currymischung, wenn Sie nicht alle Gewürze zu Hause haben.

Wenn Sie dann schon etwas geübter sind, können Sie sich ja mal an das vegane Sushi wagen. Es ist sehr lecker und so schwer ist das Rollen auch nicht. Verprochen!

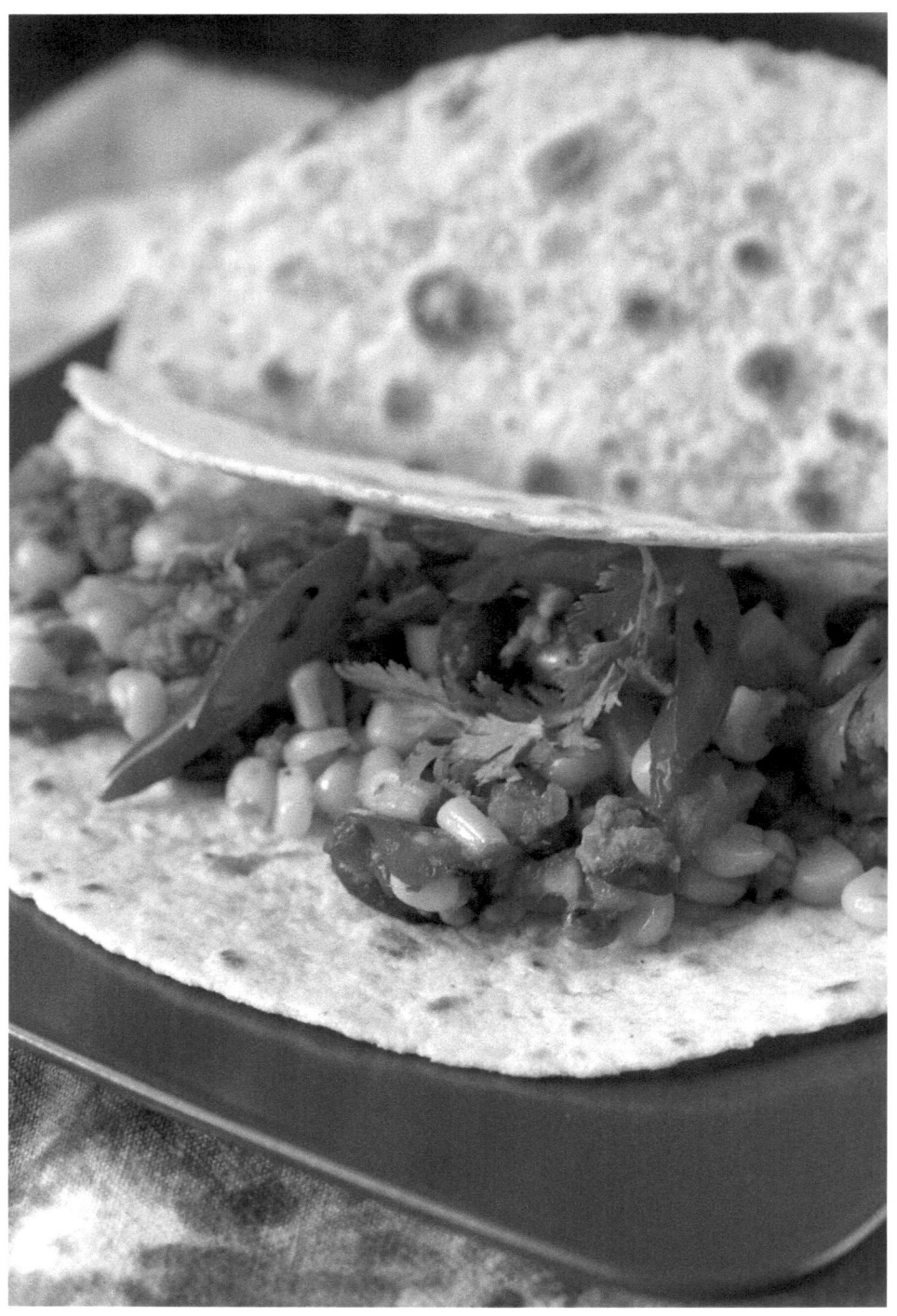

Mexikanische Tortillas

Zutaten für 3 Personen

6 Tortillas
500 g Hackfleisch (geht auch sehr gut vegan, z B. von Rügenwalder)
1 Dose Mais
1 Dose Kidneybohnen
2 kleine Paprikaschoten
1 Zwiebel, gehackt
1 EL Tomatenmark
1 rote Chilischote
Salz
200 g Käse nach Bedarf

Das Hackfleisch in einer großen Pfanne anbraten, würzen mit Salz und der gehackten Chilischote. Paprika waschen, den Stiel entfernen und kleinschneiden, Zwiebel hacken, hinzufügen. Deckel drauf und etwa fünf Minuten kochen lassen.

Bohnen und Mais abspülen und abtropfen lassen, zu dem Fleisch geben, mit Tomatenmark würzen. In einer zweiten Pfanne die Tortillas kurz vorwärmen, bzw. ohne Öl rösten, bis sich ein paar braune Stellen bilden.

Die Füllung mit etwas Käse in die Tortilla geben, einrollen und gleich genießen. Der echte Mexikaner verneigt sich vor dem Tortilla, indem er den Kopf zur Seite neigt und den Tortilla dann in den Mund schiebt. ;)

Sie können die Tortillas auch überbacken, aber das ist mir zu aufwändig. Dafür in eine Auflaufform geben und etwa 5 Minuten bei 210° C backen, bis der drüber gestreute Käse geschmolzen ist.

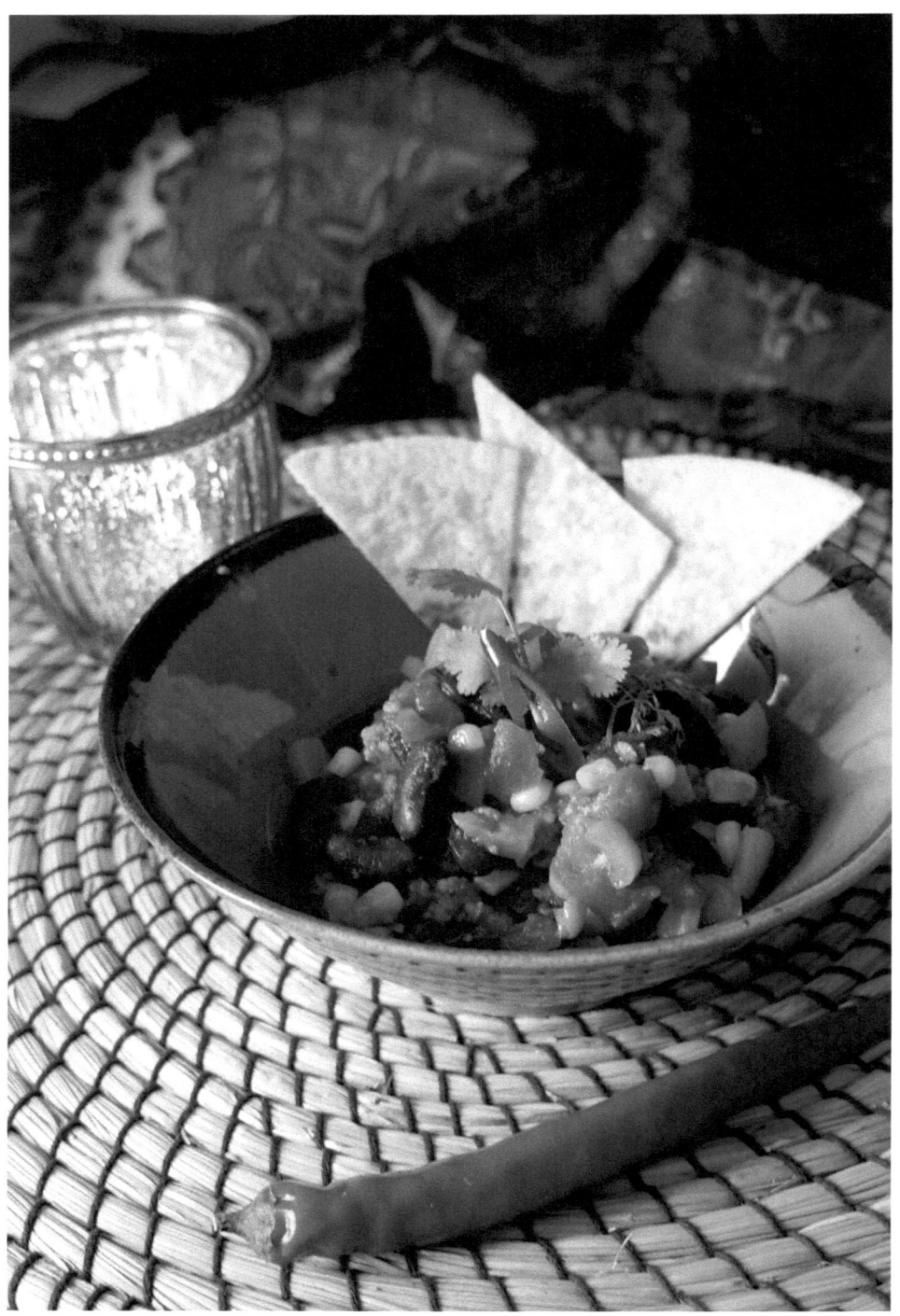

Chili sin carne

Die Kombination von Mais und Kidneybohnen ermöglicht es übrigens, dem Körper alle acht essenziellen Aminosäuren bereitzustellen. Diese sind Isoleucin, Leucin, Lysin, Methionin, Phenylalanin, Threonin, Tryptophan und Valin. Mais und Kidneybohnen ergänzen sich hervorragend, denn diejenigen, die in dem einen fehlen, sind in dem anderen enthalten. Genauso ist es bei Hülsenfrüchten mit vielen Getreidearten wie Reis. Schließlich ernähren sich täglich weltweit Millionen von Menschen von dieser Kombination.

Damit die Gewürze ihr Aroma auch entfalten können, müssen sie richtig geröstet werden. Das bedeutet, dass – und das gilt für alle Rezepte mit Curry – die Gewürze mit dem frischen Ingwer und Knoblauch sowie den Zwiebeln angebraten werden müssen. Nur so kann das Pulver sein Aroma an die Tomatensauce abgeben. Ich empfehle, die Sauce nicht im Topf zu machen, sondern in einer beschichteten Pfanne. So klebt nichts am Topfboden fest. Zudem ist die Fläche größer und das Reduzieren der Sauce geht einfacher. Übrig bleibt eine köstliche aromatische Chilisauce, nach der sich alle die Finger lecken. (Ist natürlich für größere Portionen eher nicht so geeignet).

Zutaten für 1-2 Personen

1 Dose Mais
1 Dose Kidneybohnen
Frische Tomaten im Sommer, im Winter 1 Dose Pizzatomaten
2-3 Zehen Knoblauch
2-3 cm frischer Ingwer
1 Zwiebel
1,5 TL Currypulver oder selbstgemischtes
1 TL getrockneten Koriander oder 1 Bund frischen
1 TL Kreuzkümmel
Chili nach Bedarf frisch oder gemahlen
Salz
1 EL Rapsöl

1 Kaffeebecher Reis

Wie oben bereits beschrieben, Ingwer, Knoblauch und Zwiebel klein schneiden und in der Pfanne in dem Öl anbraten. Die Tomaten raufkippen und auf kleiner Flamme etwa 20 Minuten köcheln lassen. Macht man die Sauce im Topf, kann man sie ruhig eine Stunde richtig durchköcheln lassen.

Mais und Kidneybohnen im Sieb unter fließendem Wasser abwaschen und abtropfen lassen. Wenn die Sauce genug gekocht hat, die Zutaten in die Pfanne geben, kurz mitkochen lassen, bis sie warm sind und es sich schmecken lassen.

Nach Bedarf kann man noch Tortillas in einer zweiten Pfanne ohne ÖL kurz rösten und dann kleine Nachos mit dem Messer raus schneiden und dazu servieren.

Wollen Sie noch Reis dazu essen, dann etwa einen normalen Kaffeebecher voll in den Topf kippen und die gleiche Menge Wasser dazugeben. Wer will, kann den Reis vorher noch waschen. Dann aufkochen lassen, umrühren, die Platte ausstellen und den Reis quellen lassen. Nach etwa 10 bis 15 Minuten den Deckel abnehmen, umrühren und den Dampf entweichen lassen. Perfekter Reis ist fertig.

Guten Appetit!

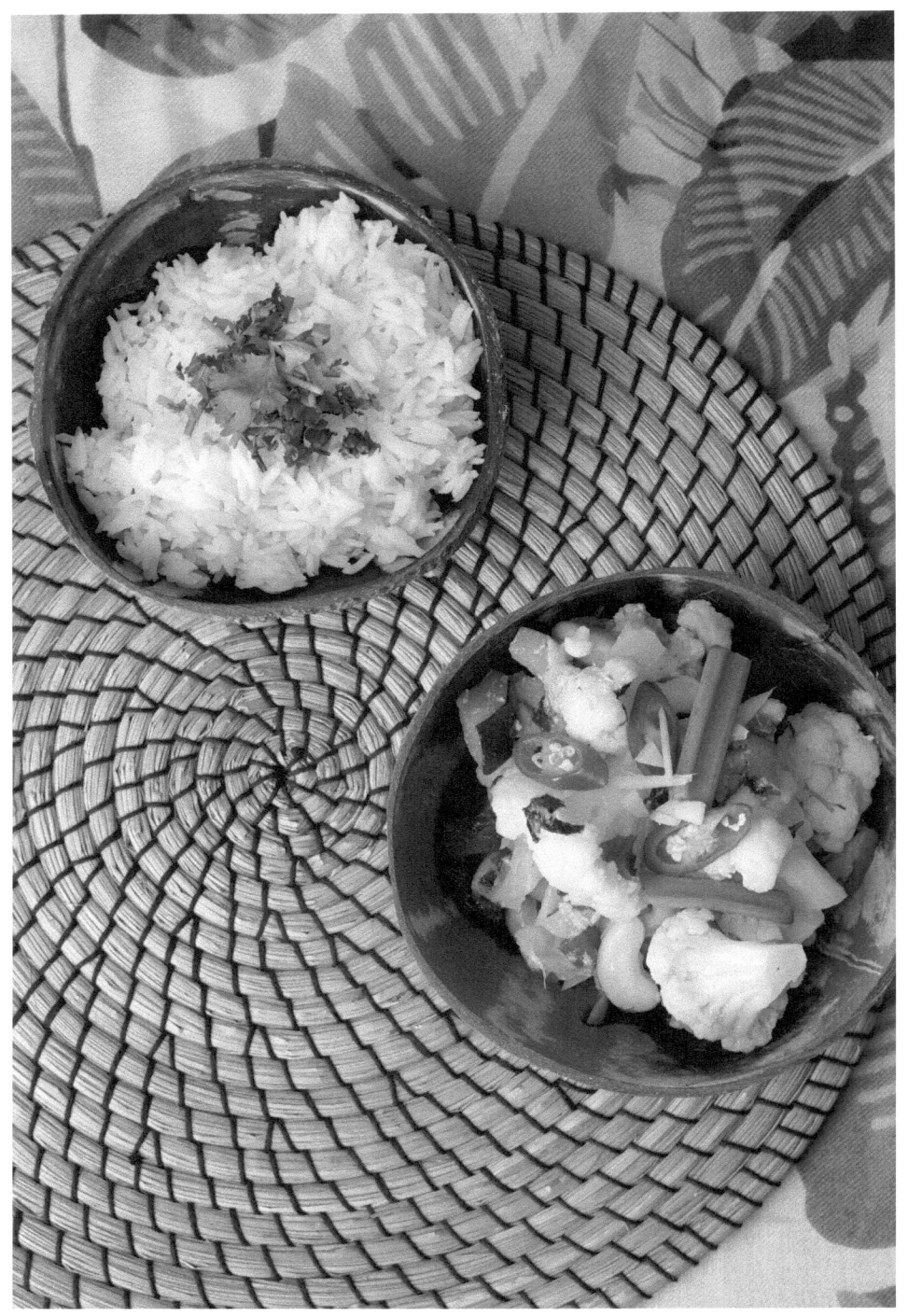

Blumenkohl in Thai-Curry-Sauce

Zutaten für 2 Personen

1 mittlerer Blumenkohl
1 EL Thai-Curry-Paste (Ich empfehle Arche Bio)
Chili nach Bedarf
Etwas frischen Koriander
1 Hand voll Cashewkerne
1 Bund Frühlingszwiebeln
1/2 Dose Kokosmilch
Basmatireis nach Bedarf

Den Blumenkohl waschen, die Röschen abschneiden und in der Mitte teilen, also in mundgerechte Stücke schneiden. Für diese Rezepte verwende ich immer einfach das Fett von der Kokosmilch, das sich immer in der Dose absetzt. Davon etwa einen Esslöffel nehmen. Wenn es geschmolzen ist, den Blumenkohl und die Cashewkerne hinzugeben und die Currypaste ebenfalls. Gut umrühren und den Blumenkohl ein bisschen anbraten. Mit der Hälfte der Kokosmilch aufgiessen, Deckel drauf und etwa 15 Minuten köcheln lassen. Kurz vor Ende der Garzeit die Frühlingszwiebel putzen, waschen, in 2 cm lange Stücke schneiden und in den Wok geben.

Wollen Sie noch Reis dazu essen, dann etwa einen normalen Kaffeebecher voll in den Topf kippen und die gleiche Menge Wasser dazugeben. Wer will, kann den Reis vorher noch waschen. Dann aufkochen lassen, umrühren, die Platte ausstellen und den Reis quellen lassen. Nach etwa 10 bis 15 Minuten den Deckel abnehmen, umrühren und den Dampf entweichen lassen. Perfekter Reis ist fertig.

Wenn der Blumenkohl fertig ist, mit Salz und Chili abschmecken, Koriander waschen, trocken schütteln und grob kleinschneiden, über das Essen geben.

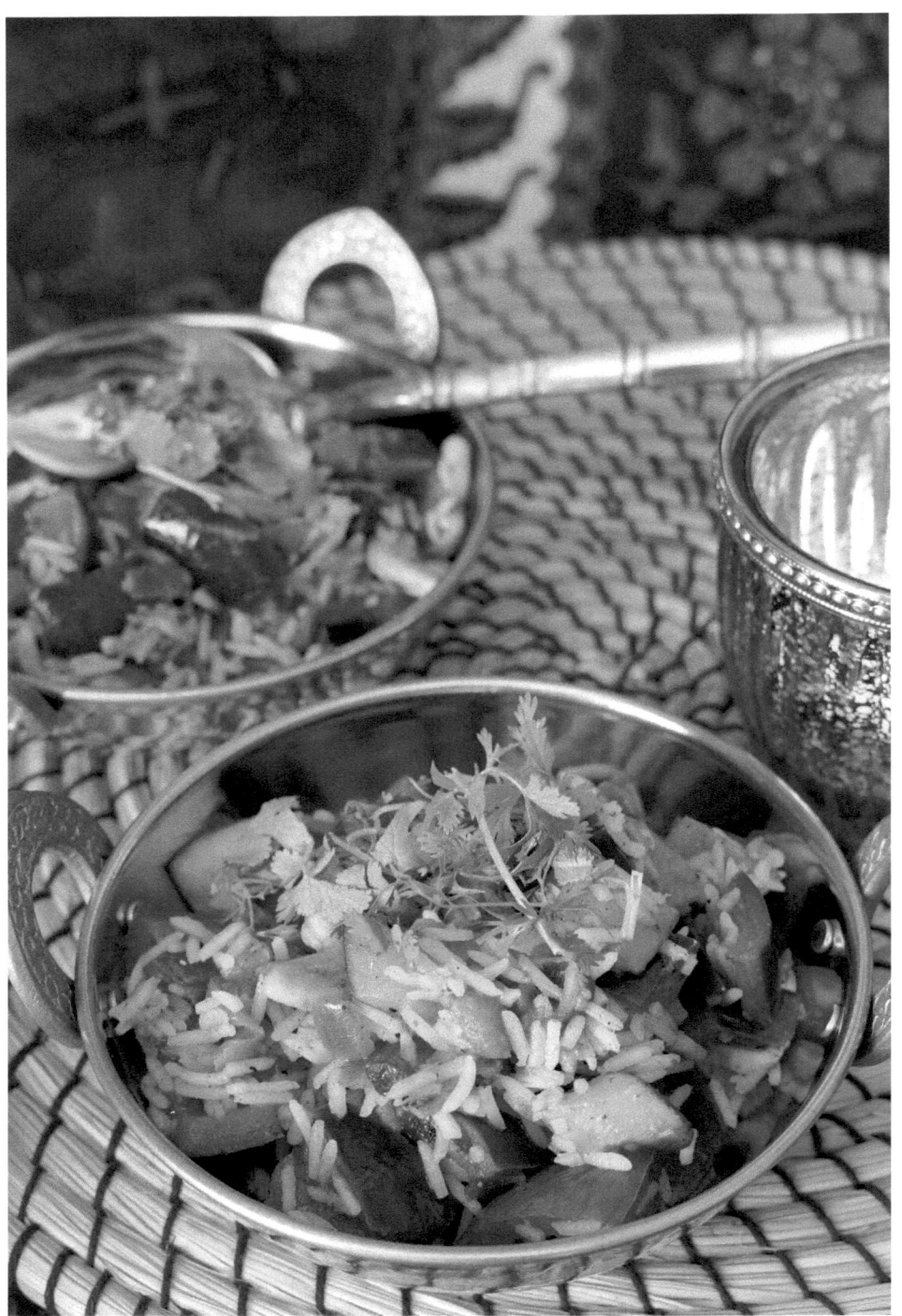

Indisches Biryani

Zutaten für 2 Personen

1 Aubergine
1 Zucchini
1 rote Paprika
2 EL Biryani-Paste (Asialaden oder Internet)
2 Hand voll Cashewkerne
2 Hand voll Rosinen
frischen Koriander
1 Zwiebel
2 cm frischen Ingwer
1 EL Rapsöl
300 g gekochten Basmatireis

Das Gemüse waschen und kleinschneiden, die Zwiebel und Ingwer schälen und hacken. Das Öl in einer Pfanne oder einem Wok erhitzen und Ingwer und Zwiebel leicht anbraten. Das Gemüse hinzugeben sowie die Rosinen, Cashewkerne und die Paste. Gut umrühren, Deckel drauf und etwa 10 bis 15 Minuten leicht köcheln lassen.

Wenn das Gemüse gar genug ist, den Reis unterrühren, auf Teller geben und mit dem frischen Koriander dekorieren. Guten Appetit!

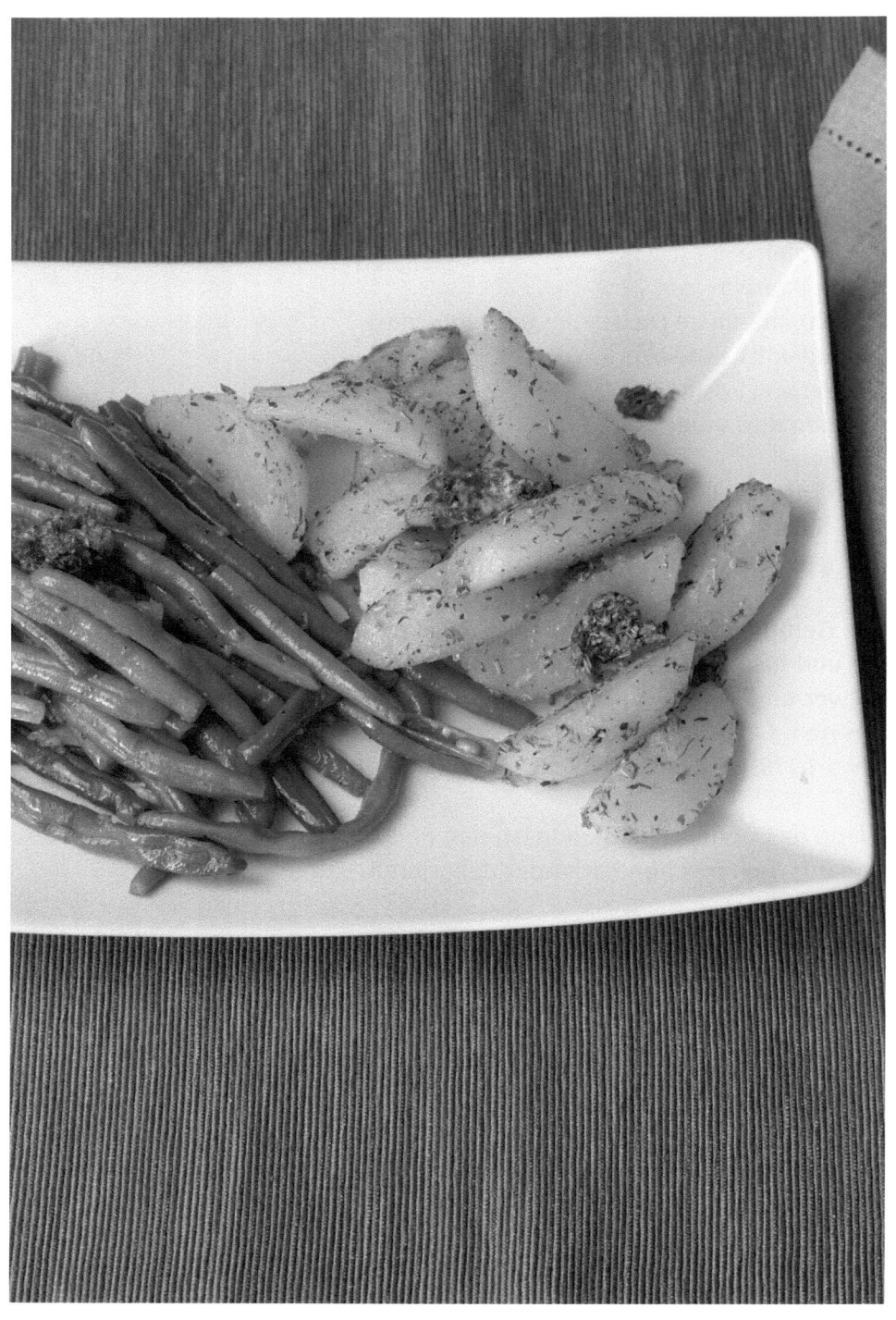

94

Grüne Bohnen mit Bratkartoffeln

Mein absolutes Leibgericht! So einfach und trotzdem super lecker!

Zutaten für 1 Person:

500 g grüne Bohnen (TK oder frisch)
250 g Kartoffeln festkochend
2 EL Olivenöl
2 Zehen Knoblauch
2 TL Kräuter der Provence
Salz
Pfeffer

Die Bohnen entweder aus der Tüte in einen Topf schütten und mit Wasser aufgießen, bis die Bohnen bedeckt sind oder bei frischen erstmal putzen, indem die Stiele entfernt werden. Bohnen etwa 10 bis 15 Minuten kochen, abgießen. Gleichzeitig die Kartoffeln schälen, mit Wasser in einem Topf aufsetzen und 15 Minuten kochen lassen, anpieken und gucken, ob sie schon gar sind.

In einer Pfanne die Hälfte vom Olivenöl erhitzen, den Knoblauch schälen und durch eine Presse in die Pfanne geben. Vorsichtig etwas anbraten, er darf nicht verbrennen. Die Bohnen mit der Häfte der Gewürze etwas in der Pfanne schwenken, auf den Teller geben. Die Kartoffeln nun mit dem Rest der Gewürze und dem Öl ebenfalls in der Pfanne schön knusprig anbraten. Mit den Bohnen genießen!

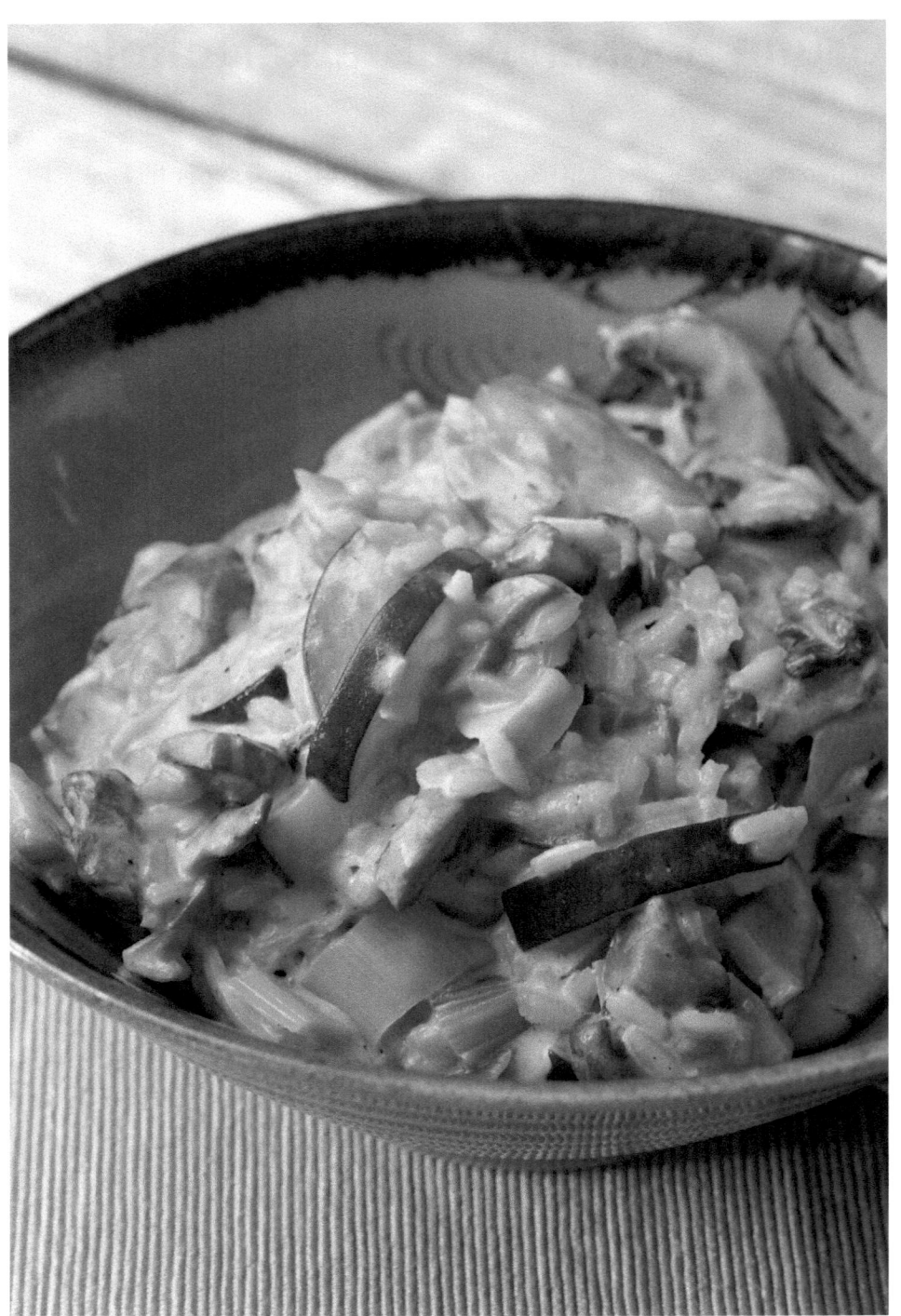

Pilz-Zucchini-Risotto

Hier gibt es eine kalorienarme Risottovariante. Sie sollten die Zutaten alle bereitstellen, kleinschneiden und abgewogen haben, damit es beim Kochen reibungslos klappt.

Zutaten für 2-3 Personen

300g Risottoreis
800ml Gemüsebrühe
100ml Weißwein (alternativ frischgepresster Zitronensaft)
300g Pilze nach Wahl
2 kleine Zucchini
1-2 EL Olivenöl
1 Zwiebel
2 Knoblauchzehen
frischer Pfeffer aus der Mühle
1 kleinere Stange Porree oder 1 Bund Lauchzwiebeln
1/2 Packung Hafer Cuisine
Etwas veganer Parmesan nach Bedarf

Den Reis abwiegen, waschen und beiseite stellen. Gemüsebrühe anrühren mit heißem Wasser und mit dem Weißwein mischen. Den Porree waschen und kleinschneiden, die Pilze und die Zucchini ebenso. Zwiebel und Knoblauch schälen und kleinhacken, mit dem Olivenöl in einem großen Topf, am besten 10 Liter, erhitzen und leicht anbraten. Sie sollen noch weiß bleiben. Dann den Reis hinzufügen und leicht anbraten bis der Reis leicht durchsichtig wird. Dann mit etwas Gemüsebrühe ablöschen, rühren. Etwa die Hälfte der Pilze in den Topf geben und unterrühren. Immer wenn das Wasser aufgebraucht ist, etwas nachgießen. Nach etwa 10 Minuten die restlichen Pilze und die Zucchini dazu geben und den Porree, weiter rühren. Ist die Gemüsebrühe aufgebraucht und das Risotto schon schön cremig, die Hafer Cuisine unterrühren und den Herd ausstellen. Das Risotto noch etwa 5 Minuten ziehen lassen. Genießen!

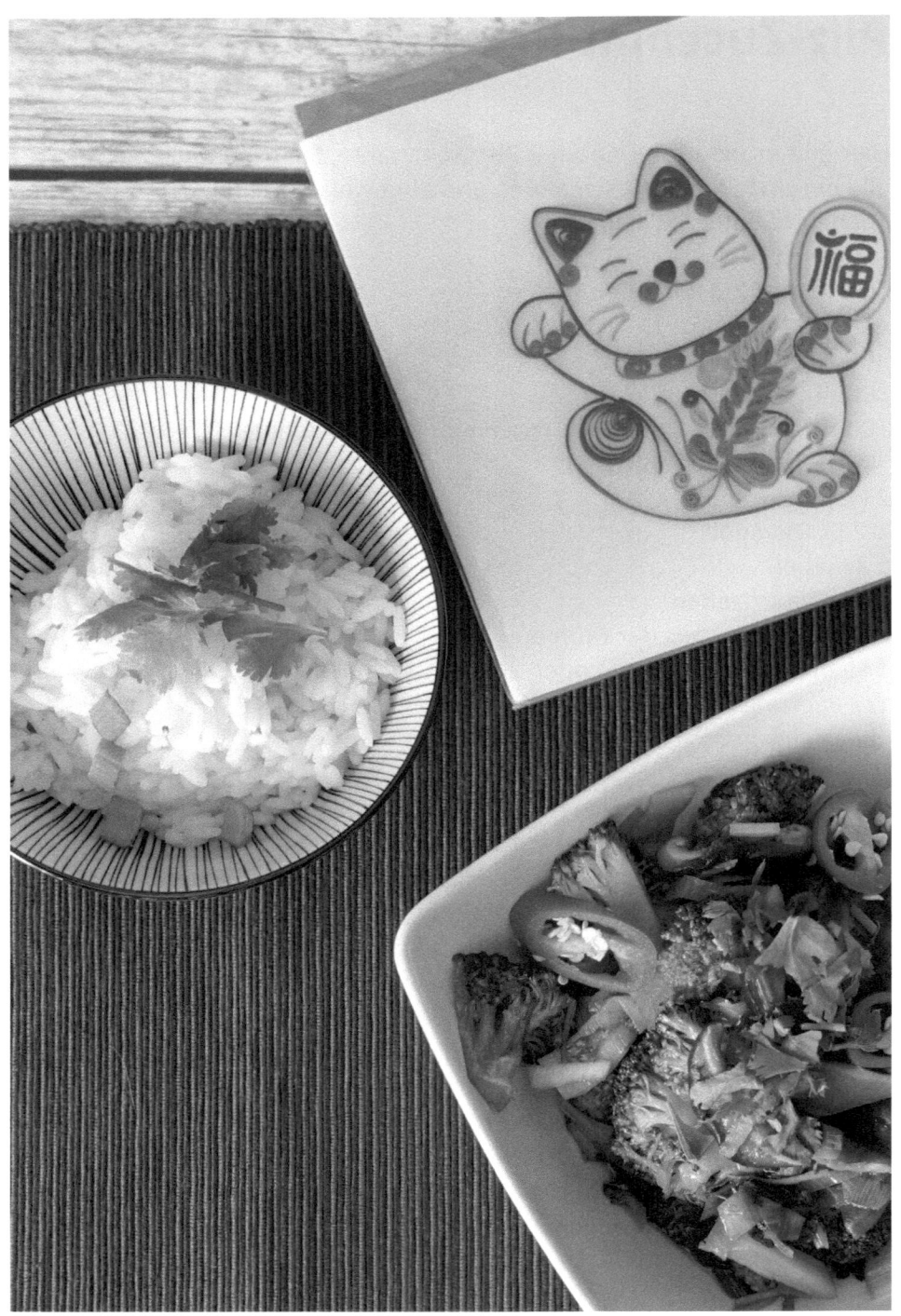

Shiitakepilze in Soyasauce mit Ingwer, Chili und Koriander

Eins meiner absoluten Lieblingsessen sind Shiitakepilze in scharfer Chili-Ingwer-Sauce! Dazu passt auch Brokkoli sehr gut.

Zutaten für 1 Person

300g frische Shiitakepilze
1 kleine Stange Porree
3 cm Ingwer
1 große Zehe Knoblauch
1 rote Chilischote
1 halbes Bund frischer Koriander
2-3 El Sojasauce (vorzugsweise salzreduziert)
1 EL Sesamöl
Reis nach Bedarf

Beim Porree die welken Blätter entfernen und ihn in dünne Streifen schneiden. In einem Sieb abwaschen und abtropfen lassen. Bei der Chilischote den Kopf entfernen, in dünne Streifen schneiden. Ich habe einen kleinen Mixer, in den schmeiße ich die Chilischote, den geschälten Knoblauch und Ingwer sowie etwa die Hälfte des vorgesehenen Korianders, den ich vorher abgewaschen und abgetropft habe. Mit der Sojasauce solange mixen, bis alle Zutaten zerkleinert sind.

Das Öl im Wok oder einer großen Pfanne erhitzen und die Pilze und den Porree anbraten. Ein bis Esslöffel von der Paste dazugeben, Temperatur niedriger stellen und ein bisschen schmoren lassen. Zum Schluss den restlichen kleingehackten Koriander drüber streuen und mit Reis genießen.

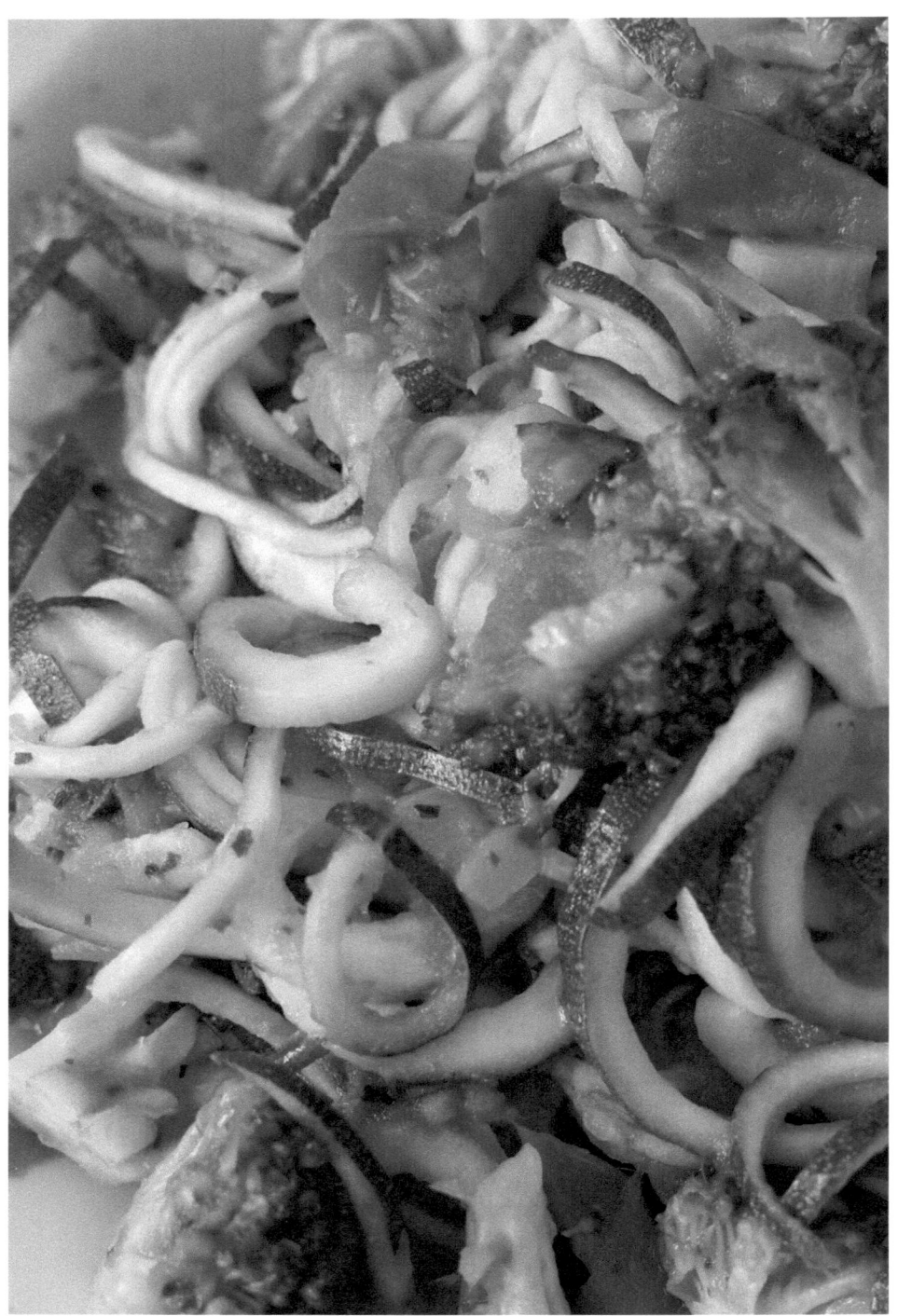

Zucchininudeln in Tomatensauce

Zucchininudeln sind eine tolle kaloriename Variante der Pasta aus Weizen. Sie kriegen heute Spiralschneider in vielen Varianten im Handel, ich kann den Lurch sehr empfehlen. Von ihm gibt es jetzt auch einen Schneider für Blattnudeln, zum Beispiel für Lasagne. Ich glaube, den setze ich auf meine Wunschliste. :)

Zutaten für 1 Person

1 große Zucchini
3 mittlere Tomaten
1 bis 2 Knoblauchzehen
1 Zwiebel
1 TL Tomatenmark
1 rote Chilischote
1/2 Brokkoli nach Bedarf oder Pilze
Ein Schuß Rotwein
1 EL Olivenöl

Zuerst das Olivenöl in einem Wok oder einem Topf erhitzen und den gehackten Knoblauch und die geschälte und geschnittene Zwiebel darin anbraten, das Tomatenmark ebenfalls. Die kleingeschnittenen Tomaten hinzufügen und das Gemüse (falls gewünscht), anbraten und mit dem Rotwein ablöschen. Deckel drauf und eine halbe Stunde köcheln lassen, eine gute Tomatensauce braucht eigentlich sogar 1 Stunde mindestens. In der Zwischenzeit die Zucchini zu Spiralen schneiden und wenn die Sauce fertig ist, kurz mitköcheln lassen. Genießen!

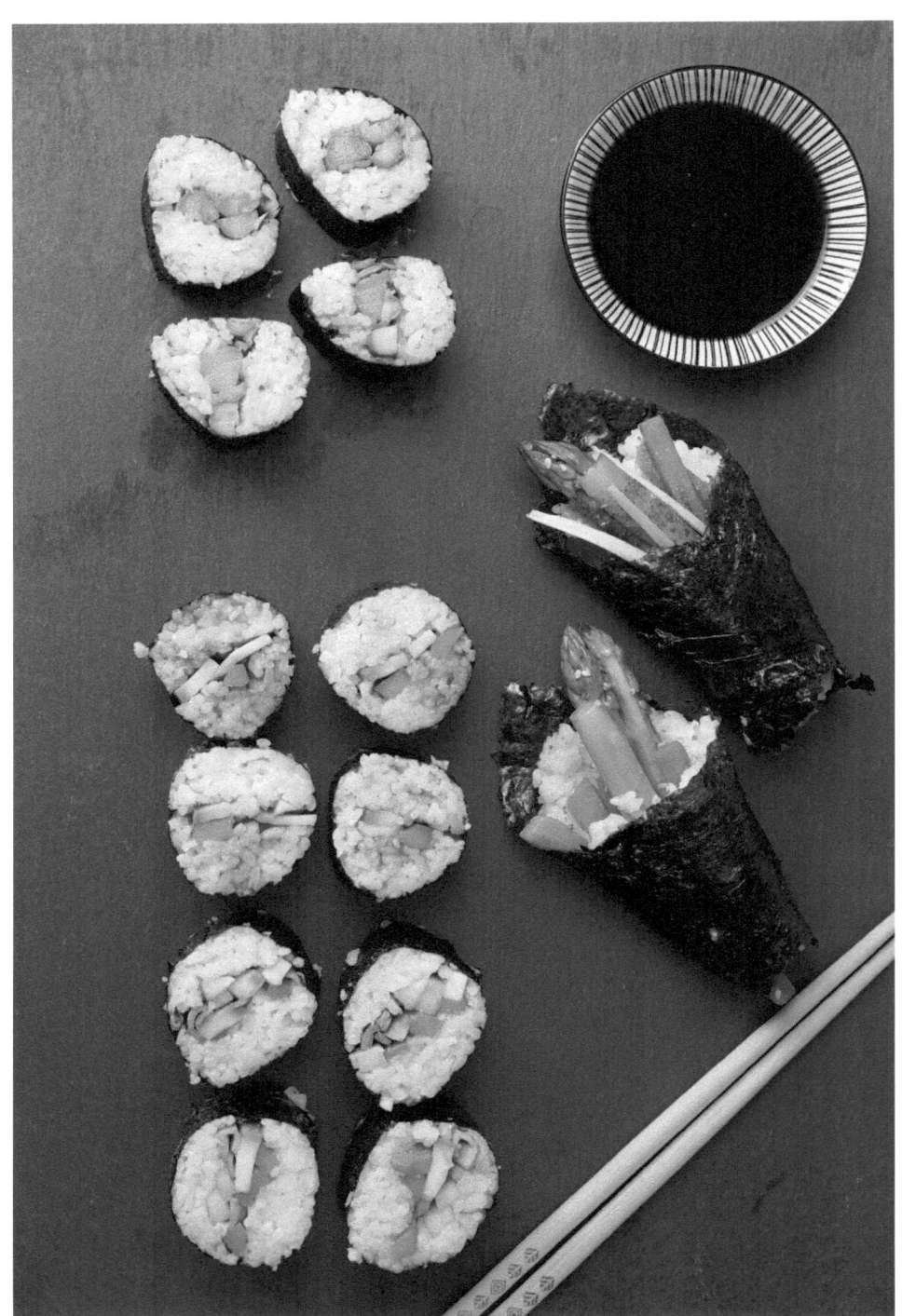

Sushi

Sushi selber machen, ist gar nicht so schwer, wie man immer denkt. Ich habe es auch erst vor ein paar Jahren angefangen und meine Röllchen sehen schon ganz passabel aus. Vielleicht nicht für einen Japaner, aber für mich reicht es. Sushi sollte man wegen des hohen Jodgehaltes nicht zu oft essen.

Sushi-Reis herstellen

Für 2 Personen für Sushi als Vorspeise

250g Sushi-Reis (alternativ Risotto- oder Milchreis)
1 kleines Stück Kombu-Alge nach Bedarf (4 x 4 cm)
2 EL Reisessig
2 EL Zucker
1 TL Salz

Den Reis waschen, abtropfen lassen. Mit 300 ml Wasser und der Alge aufkochen und zwei Minuten kochen lassen, anschließend auf kleiner Flamme oder ohne auf der Platte 10 Minuten quellen lassen. Den Topf vom Herd nehmen, den Deckel abnehmen, ein Küchentuch drüber legen und 10 Minuten ziehen lassen. Essig, Zucker und Salz in einem kleinen Topf aufkochen und abkühlen lassen. Den Reis in eine flache Schüssel füllen, die Alge entfernen und die Essigmischung einarbeiten. Den Reis abkühlen lassen. Aber nicht ständig umrühren, um das Abkühlen zu beschleunigen. Am besten den Reis einige Stunden vorher kochen und ihn in Ruhe abkühlen lassen.

Rollen herstellen

Je ein halbes Noriblatt mit der glatten Seite nach unten auf eine Bambusrollmatte legen. Die Hände mit Essigwasser befeuchten und den Sushi-Reis einen halben bis einen Zentimeter dick auf das Blatt geben. Längs jeweils einen Streifen frei lassen. In die Mitte längs eine Vertiefung eindrücken, mit Wasabipaste bestreichen und die Füllung reinlegen.

Die Bambusrollmatte anheben und Noriblatt, Reis und Füllung zu einer festen Rolle formen. Die Stelle vom Blatt ohne Reis vor dem Rollen mit etwas Wasser befeuchten, dann hält die Rolle nachher besser.

Keine Angst, die ersten Rollen werden vielleicht etwas unförmig, aber schmecken tun sie trotzdem. Übung macht den Meister ;)

Reis an den offenen Stellen etwas andrücken, die Nahtstelle nach unten die Rolle auf ein Brett legen und vorsichtig mit einem angefeuchteten Messer halbieren und die Hälften in drei gleich große Stücke schneiden.

Hosomaki mit Avocado

Für 24 Stück

4 TL Sesamsamen
1/2 Avocado
1 EL Reisessig
2 TL Wasabipulver
2 geröstete Noriblätter, halbiert
Essigwasser
1/2 Rezept Sushi-Reis. vorbereitet

Den Sesam in einer Pfanne Öl rösten. Die Avocado in der Mitte aufschneiden, den Kern vorsichtig entfernen, dabei kann man sich leicht verletzen. Dann eine Hälfte in die Hand nehmen und mit der anderen mit einem Esslöffel zwischen Avocadofleisch und Schale gelangen und das Fleisch so komplett aus der Schale entfernen. Hälfte der Länge nach in acht gleichmäßige Streifen schneiden und mit dem Reisessig beträufeln. Das Wasabipulver mit 3 Teelöffel Wasser mischen.

Mit den vorbereiteten Zutaten und den Noriblättern sowie einer Bambusrollmatte vier mit Avocado und Sesam gefüllte Rollen herstellen.Dazu reicht man traditionell eingelegten Ingwer und etwas Sojasauce, in die man nach Belieben noch etwas Wasabipulver rührt.

Hosomaki mit Zucchini

Für 24 Stück

50 g Radieschensprossen
1/2 Zucchini
2 TL Wasabipulver
2 geröstete Noriblätter, halbiert
Essigwasser
1/2 Rezept Sushi-Reis. vorbereitet

Sprossen waschen, abtropfen lassen. Zucchini waschen, halbieren und in dünne Streifen schneiden. Wer will, kann die Kerne entfernen. Das Wasabipulver mit 3 Teelöffel Wasser mischen.

Weitere Füllungen:

Gurken, Möhren. Die Gurken sollten in dünne Streifen geschnitten werden und die Kerne entfernt. Möhren in dünne Streifen schneiden und in einer Pfanne mit etwas Reisessig, Zucker und Salz ein paar Minuten kochen und dann im Sud erkalten lassen.

Räuchertofu mit Shiitakepilzen, 1 TL Sesamöl, 1 Bund Petersilie, 1 Stück Gurke, 2 TL Wasabipulver, 2 Noriblätter, Essigwasser, 1/2 Rezept Sushi-Reis

Shiitakepilze in einer Pfanne in dem Sesamöl braten, abkühlen lassen. Den Tofu längs in Streifen schneiden, Petersilie waschen, abschütteln und grob hacken, Gurke schälen, längs vierteln, entkernen und in dünne Streifen schneiden. Wasabipulver mit 3 Teelöffel Wasser mischen.

Bei diesem Rezept bleiben die Noriblätter ganz und Sie drehen größere Rollen. Ansonsten wie gehabt.

Große Temaki-Sushi mit Spargel

Für 8 Stück

4 Stangen grüner Spargel
Salz
400 g Austernpilze
2 EL Öl
1 EL Sojasauce
1 EL Zitronensaft
1 TL Wasabipulver
2 Frühlingszwiebeln
4 Noriblätter
Eissgwasser
1/2 Rezept vorbereiteter Sushi-Reis

Spargel waschen, Enden abschneiden und eventuell noch den unteren Teil etwas schälen, je nachdem, ob er hart erscheint. Die Stangen längs halbieren, in kochendem Salzwasser 2 Minuten blanchieren, mit kaltem Wasser abschrecken, abtropfen und abkühlen lassen.

Pilze putzen und in Streifen schneiden. Öl in einer Pfanne erhitzen und die Pilze darin braten, bis die Flüssigkeit verdampft ist. Mit Sojasauce und Zitronensaft würzen. Wasabi mit 3 TL Wasser mischen. Frühlingszwiebel putzen, waschen, in 5 cm lange Stücke und diese längs in Streifen schneiden. Die Noriblätter quer halbieren.

Hände mit Essigwasser befeuchten und den Reis in acht gleich große Bällchen formen. Das Noriblatt mit der glatten Seite nach unten in die linke Hand nehmen, auf die linke Seite des Blattes ein Reisbällchen legen und mit wenig Wasabi betreichen. Ein Achtel der Füllung daran legen und festdrücken. Nun die linke untere Ecke des Noriblatts nach rechts falten und so das Ganze zu einer spitzen Tüte rollen. Ich habe auf dem Foto statt Pilzen Möhren verwendet, schmeckt auch sehr gut.

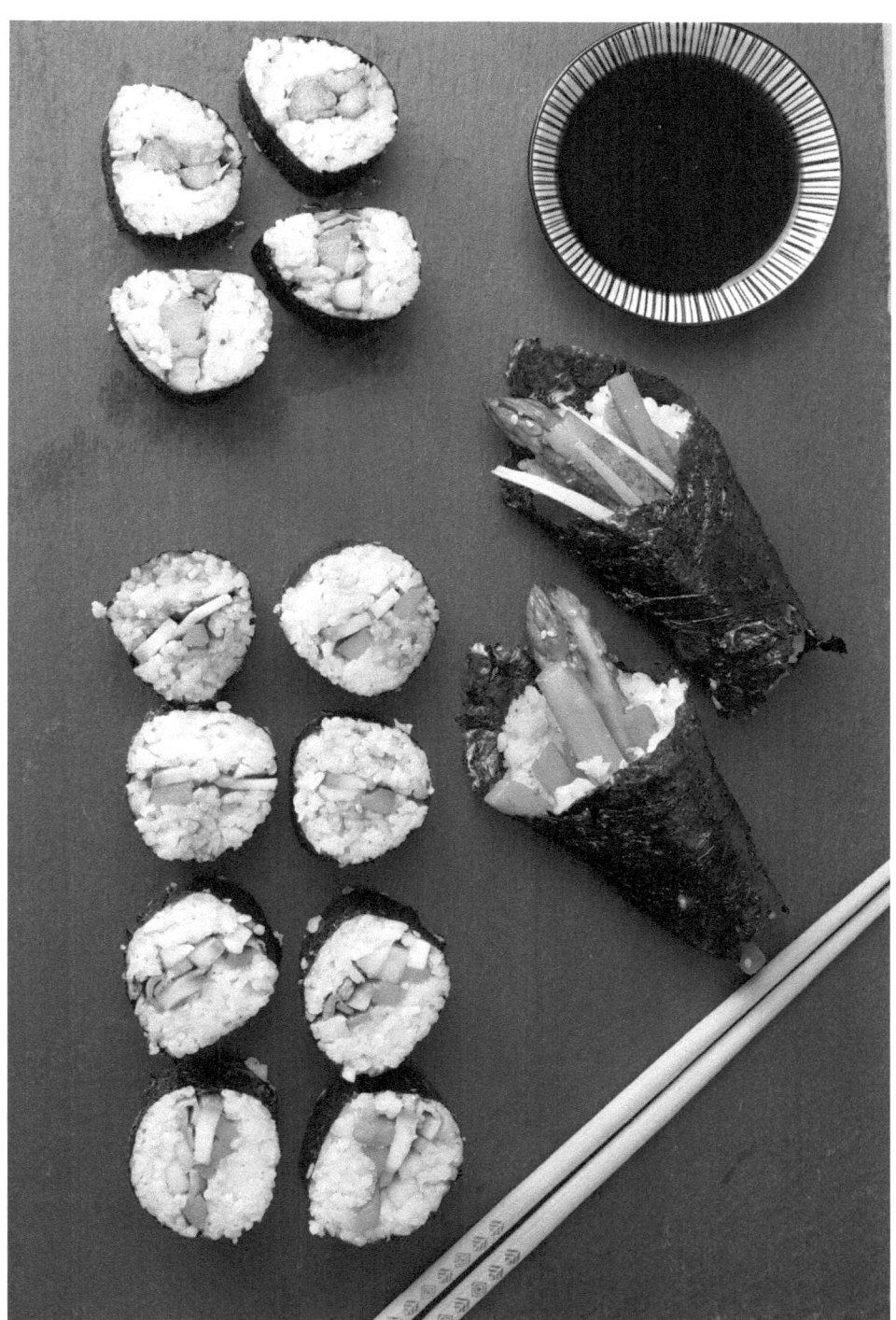

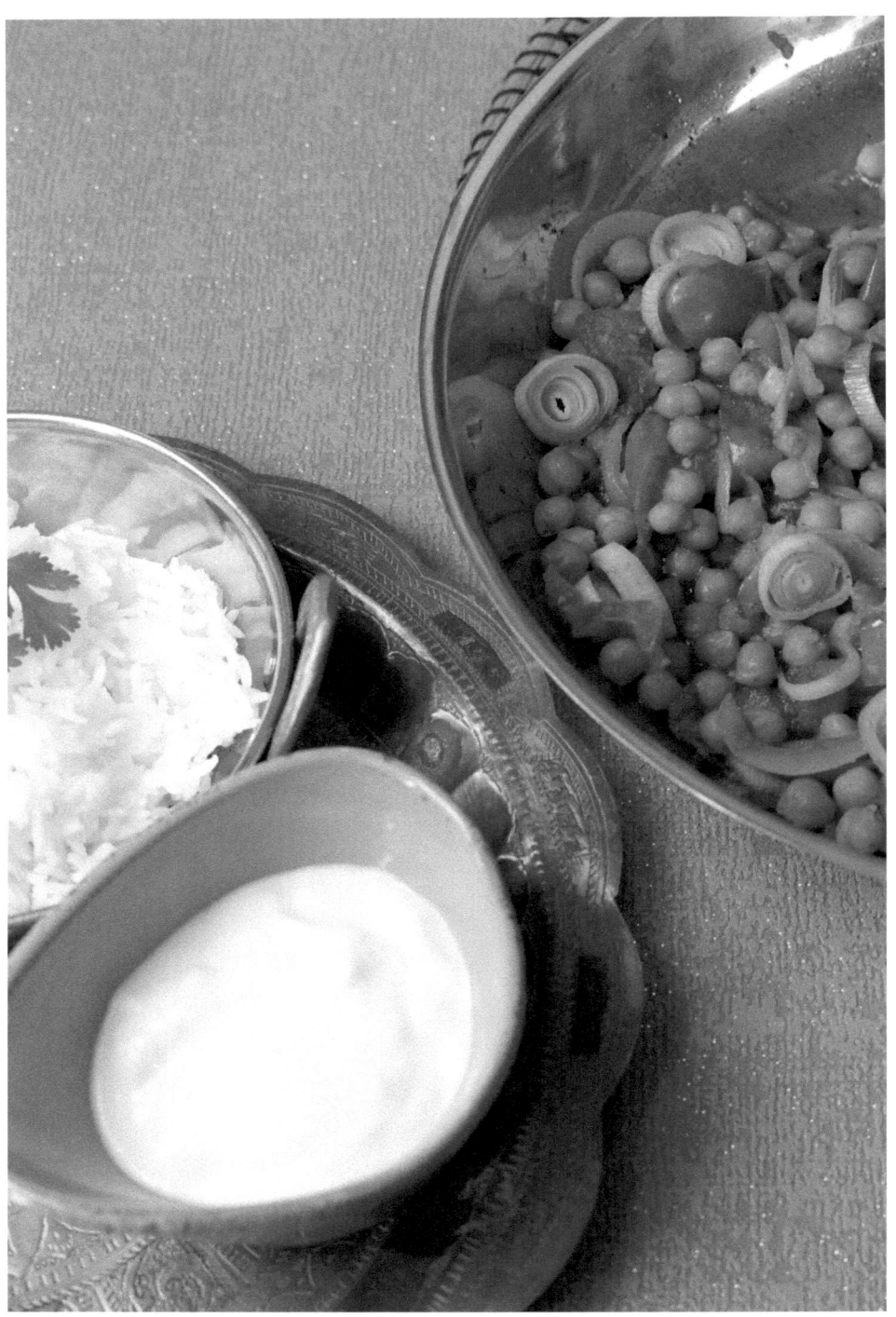

Kichererbsen in Currysauce

Zutaten für 2 Personen:

400 g Kichererbsen aus der Dose
1 große Tomate
1 Knoblauchzehe
2 cm frischer Ingwer
1 TL Chilipulver oder 1 rote Chilischote
1 EL Rapsöl oder Margarine
1/2 TL Currypulver
1/2 TL Kreuzkümmel gemahlen
1/2 TL Koriander gemahlen
1 TL Chilipulver
1/2 TL Kurkuma
6 bis 8 Curryblätter
2 EL Kokosraspel oder etwas Kokosmilch
1 TL Soyasauce
2 EL Limettensaft
1 TL Salz
1 TL Zucker
Frischer Koriander für die Deko
Nach Bedarf etwas Naturjoghurt

Kichererbsen aus der Dose in einem Sieb spülen, abtropfen lassen. Für diese Rezepte verwende ich immer einfach das Fett von der Kokosmilch, das sich immer in der Dose absetzt. Fett in einem Wok oder Topf erhitzen, gehackte Zwiebel und Knoblauch, Ingwer, Chili, Currypulver, Kreuzkümmel, Koriander, Paprika, Kurkuma und Curryblätter hinzufügen und unter Rühren anbraten. Restliche Zutaten hinzufügen und gut umrühren, 15 Minuten köcheln lassen. Mit Koriander, Joghurt und Basmatireis genießen.

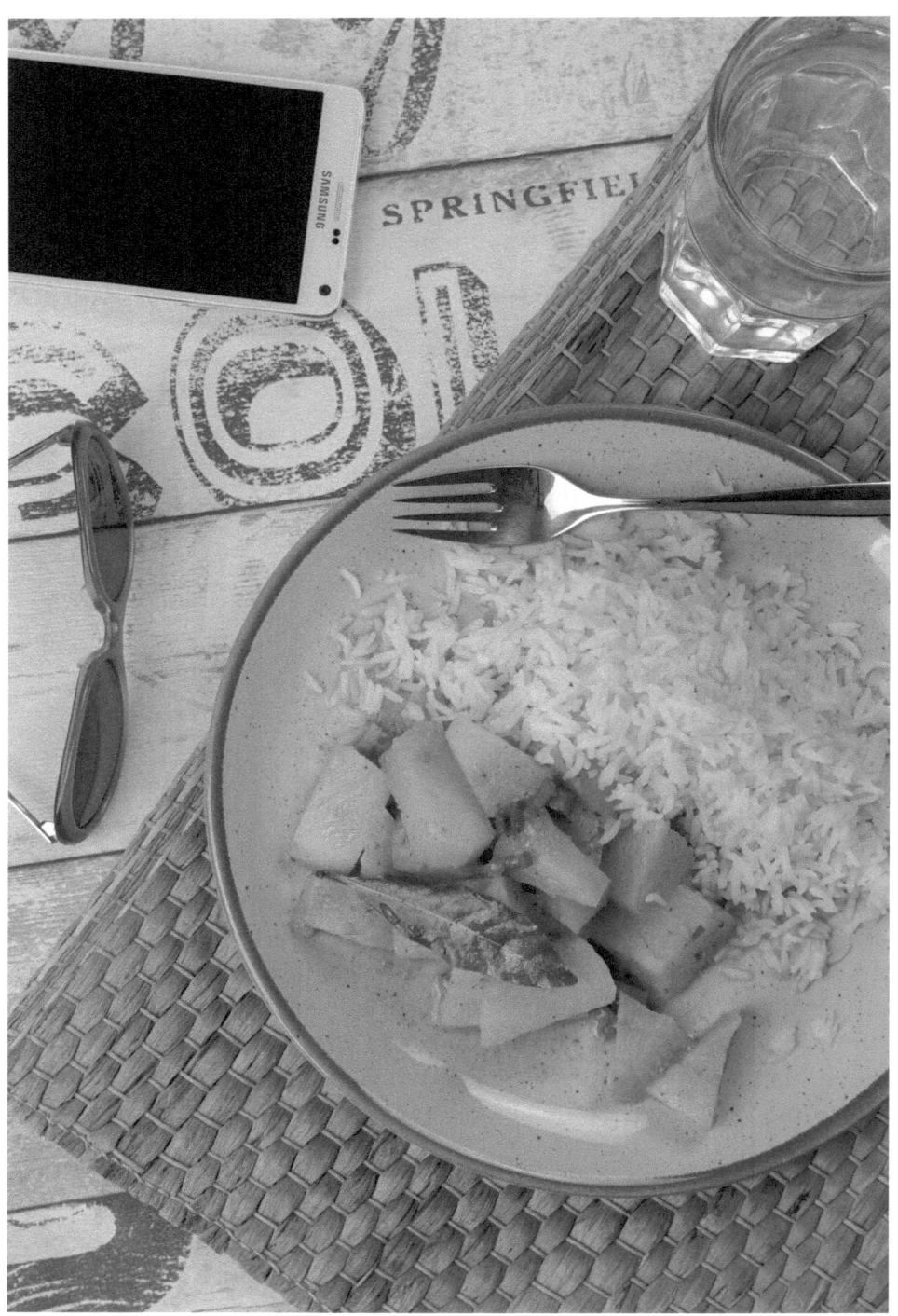

110

Ananascurry

Dieses Rezept kann man wunderbar im Sommer machen, da es schön fruchtig schmeckt. Oder im Winter, wenn man sich nach ein bisschen Sonne sehnt. Sie können es traditionell asiatisch kochen oder einfach eine normale Currymischung verwenden. Ich empfehle aber das Original, da es einfach super schmeckt.

Zutaten für 2 Personen:

1 Ananas oder halb Mango, halb Ananas
1 Knoblauchzehe
2 cm frischer Ingwer
1 Dose Kokosmilch
1 TL Currypulver
1 TL Kreuzkümmel gemahlen
1 TL Koriander gemahlen
1/2 TL Senfsamen gemahlen
1/2 TL Bockshornkleesamen gemahlen
1/2 TL schwarzer Pfeffer
1 TL Chilipulver
1 Prise Zimt
1 TL Kurkuma
6 bis 8 Curryblätter
1 Pandanusblatt (altern. Lorbeerblatt)
2 EL Limettensaft
1 TL Salz

Für diese Rezepte verwende ich immer einfach das Fett von der Kokosmilch, das sich immer in der Dose absetzt. Fett in einem Wok oder Topf erhitzen, die Gewürze bis auf Kurkuma, Curryblätter, Pandanusblatt und Limettensaft darin unter Rühren kurz anbraten. Die restlichen Zutaten hinzufügen, 15 Minuten köcheln lassen, mit Basmatireis genießen.

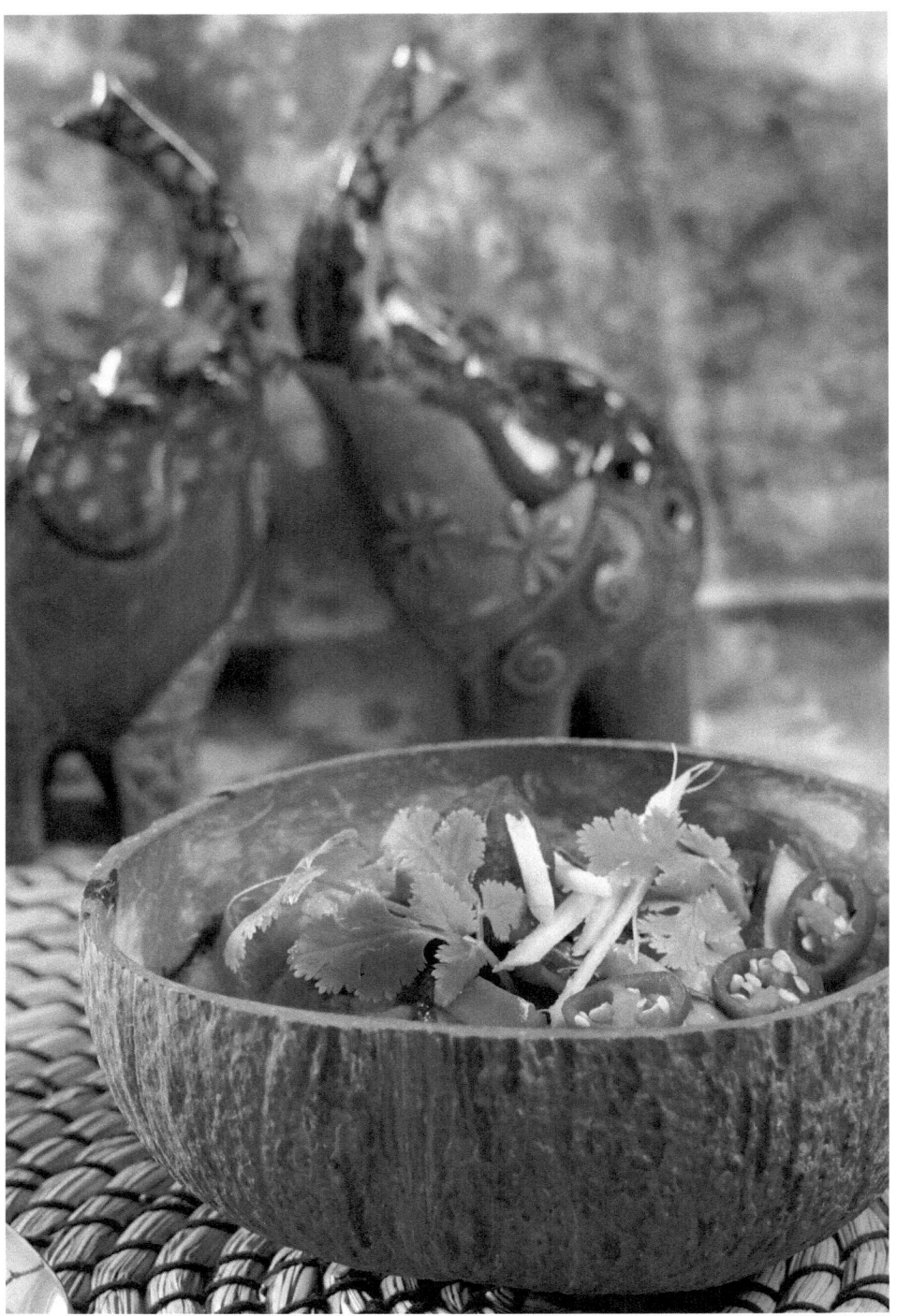

Suppen

Suppen sind ideal, um als Kochanfänger Erfahrungen zu sammeln. Man schneidet einfach das Gemüse in mundgerechte Stücke, brät Zwiebeln an und fügt dann das Gemüse hinzu. Ein paar Gewürze dazu, mit Wasser aufgießen, Deckel drauf, köcheln lassen und schon kann man essen.

Noch einfacher geht es mit Suppen, die man am Schluss püriert. Hier muss man die Zutaten nur grob kleinschneiden, denn sie werden ja am Ende eh püriert.

In einer kleinen Pfanne kann man sich zusätzlich beispielsweise noch ein paar Nüsse mit Gewürzen anrösten oder ein paar vegetarische oder vegane Würstchen braten. Diese kommen dann am Ende klein geschnitten in die Suppe als Einlage.

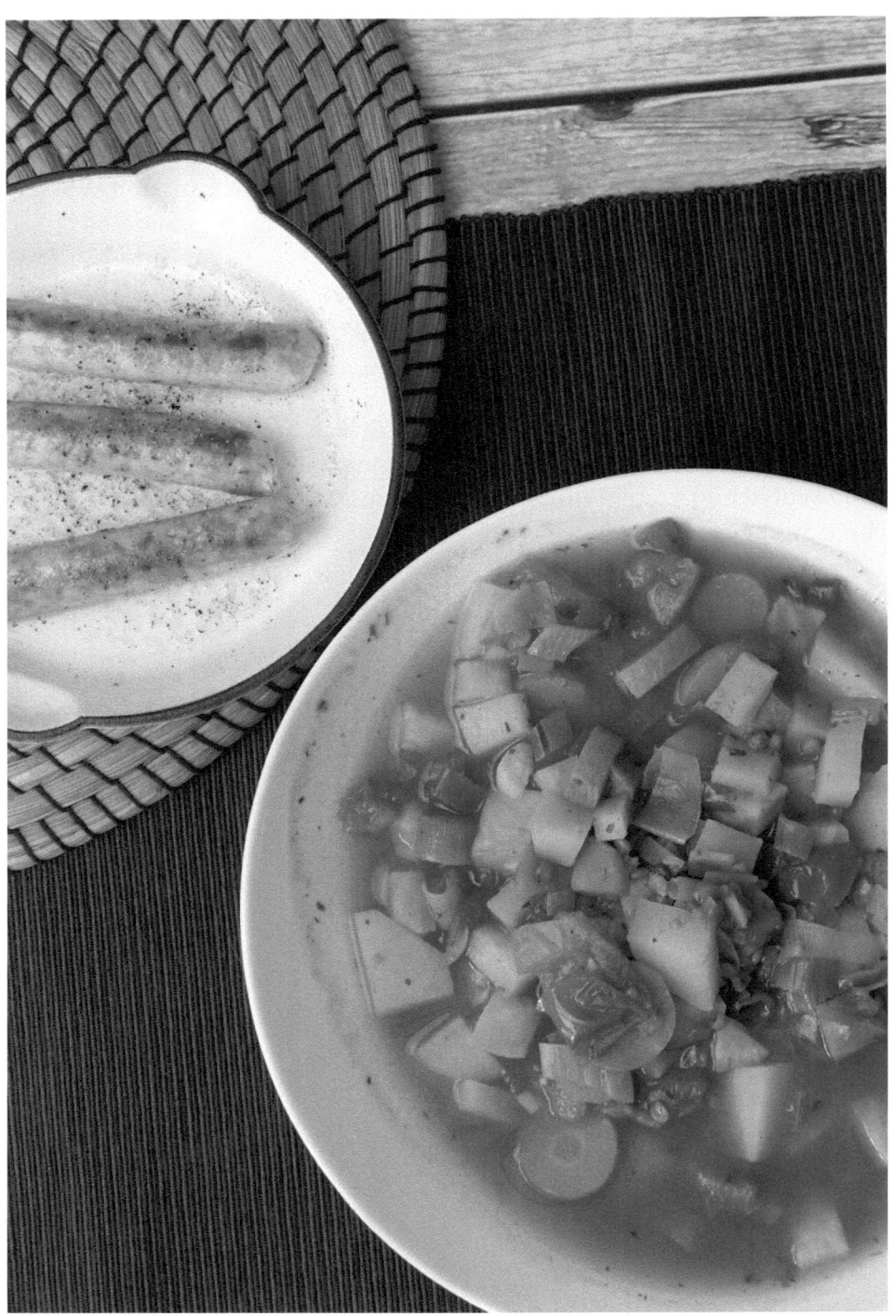

Italienische Gemüsesuppe mit Würstchen

Zutaten für 2 Personen
1 Bund Suppengrün
6 Kartoffeln
150 g Linsen
1 große Zwiebel
3 Tomaten
2 Knoblauchzehen
1 Lorbeerblatt
2 TL Bohnenkraut
2 Wacholderbeeren
1 Piment
100 ml Rotwein
1 EL Tomatenmark
2 TL Gemüsebrühe
2 EL Olivenöl
1 TL Rauchsalz
6 vegetarische Würstchen (Like Meat oder Rügenwalder)

Das Gemüse waschen, schälen und kleinschneiden, die Kartoffeln eben-so. Die Schalen nicht wegwerfen, daraus kann man noch wunderbar einen Gemüsefonds kochen. Die Zwiebeln und den Knoblauch schä-len und kleinschneiden, die Schalen ebenfalls aufheben. Das Olivenöl in einem großen Topf erhitzen, die Zwiebeln und den Knoblauch darin goldgelb braten, das Tomatenmark und die Linsen dazu fügen, ebenfalls kurz anbraten. Das Gemüse hinzufügen, kurz mit anbraten und mit dem Rotwein ablöschen. Gewürze hinzufügen und mit Wasser soweit aufgie-ssen, bis das Gemüse geradeso bedeckt ist. Das Ganze kurz aufkochen und dann 30 Minuten kochen lassen, dann die Linsen probieren. Wenn sie gar sind, die Würstchen in einer Pfanne anbraten, kleinschneiden und mit der Suppe genießen.

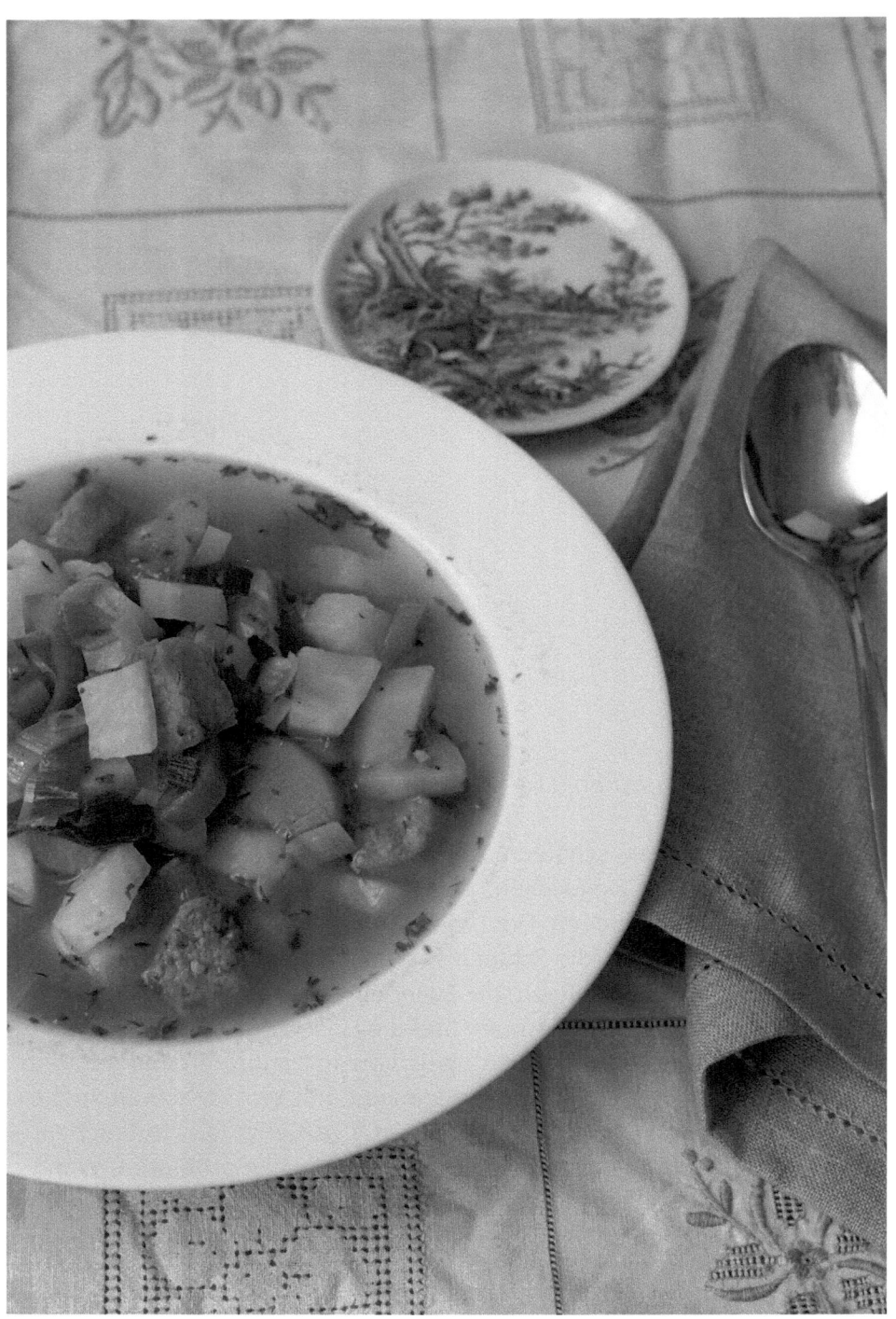

Kartoffelsuppe mit Würstchen

Zutaten für 2 Personen
1 Bund Suppengrün
8 Kartoffeln
1 große Zwiebel
2 Knoblauchzehen
1 Lorbeerblatt
2 TL Bohnenkraut
2 Wacholderbeeren
1 Piment
2 TL Gemüsebrühe
2 EL Olivenöl
1 TL Rauchsalz
6 vegane Schinkenknacker (Like Meat)

Das Gemüse waschen, schälen und kleinschneiden, die Kartoffeln ebenso. Die Schalen nicht wegwerfen, daraus kann man noch wunderbar einen Gemüsefonds kochen. Die Zwiebeln und den Knoblauch schälen und kleinschneiden, die Schalen ebenfalls aufheben.

Das Olivenöl in einem großen Topf erhitzen, die Zwiebeln und den Knoblauch darin goldgelb braten. Die Würstchen in Stücke schneiden, mit anbraten.

Das Gemüse hinzufügen, kurz mit anbraten, Gewürze hinzufügen und mit Wasser soweit aufgiessen, bis das Gemüse geradeso bedeckt ist. Das Ganze kurz aufkochen und dann 30 Minuten kochen lassen, dann die Kartoffeln probieren. Wenn sie gar sind, die Suppe genießen.

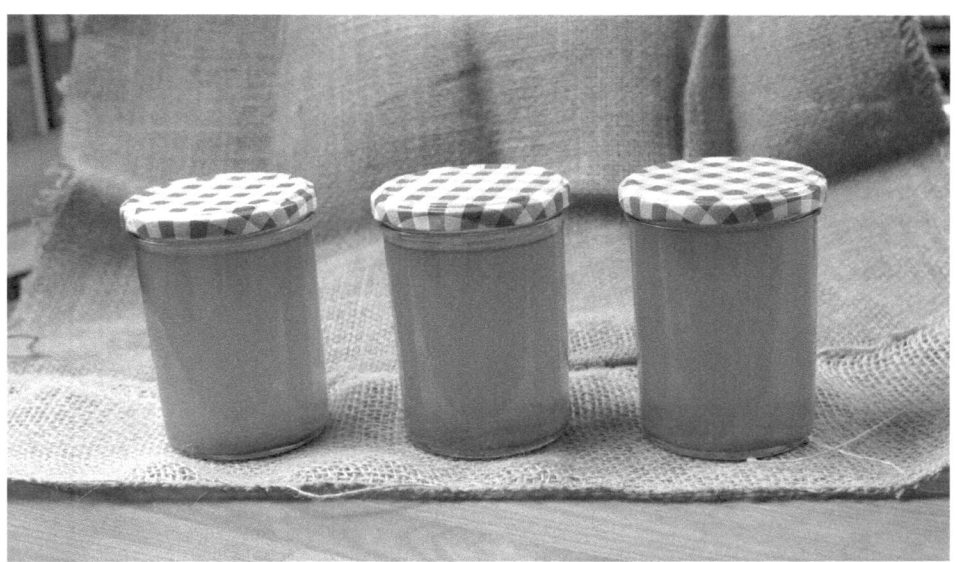

Gemüsefond selber machen

Für den Fond einfach die Gemüsereste kurz abspülen, in einen Topf geben, mit Wasser auffüllen, bis das Gemüse bedeckt ist und eine Stunde kochen lassen. Das Gemüse durch ein Sieb abgiessen und den Fond in einer Schüssel auffangen.

Zur Aufbewahrung können Sie den Fond noch heiß in gespülte Gläser füllen, den Deckel drauf schrauben und umgekehrt auf ein sauberes Küchentuch stellen. Beim Erkalten bildet sich ein Vakuum und der Fondsist kühl und lichtgeschützt gelagert einige Monate haltbar.

Sie können ihn aber auch in gefrierfesten Behältern oder Eiswürfelformen portionsweise einfrieren. Wenn Sie ihn einfrieren möchten, erst abkühlen lassen vor dem Portionieren.

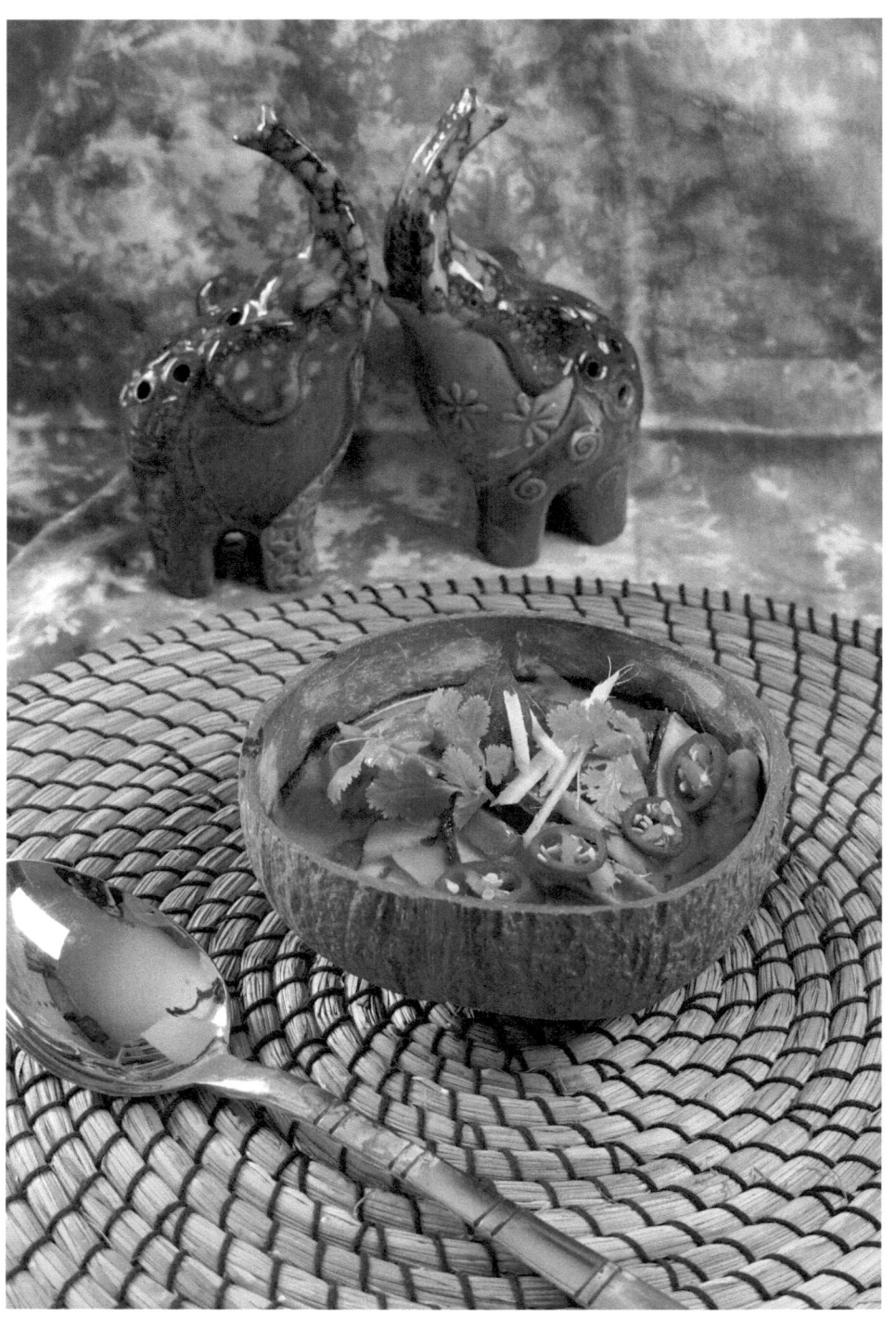

Tom Kha Gai

Diese Suppe gehört zu jedem thailändischen Essen dazu, sie ist super lecker durch die Säure und gleichzeitig cremig-fruchtig durch die Kokosmilch. Man kann dafür ganz einfach rein pflanzliche Zutaten nehmen wie eine No-Fish-Sauce, Gemüsebrühe und veganes Hühnchen. Man kann aber auch nur veganes Hühnchen nehmen und normale Hühnerbrühe für den Huhngeschmack.

Zutaten für 2 Personen:

1 Dose Kokosmilch
1/8 L Hühnerbrühe oder Gemüsebrühe
2 Stängel Zitronengras (alternativ eine halbe Zitrone auspressen)
1 TL Galgant gemahlen oder 3 cm Galgant frisch geschält in Scheiben
1 bis 2 rote Chilischoten
1 bis 2 EL Fischsauce (altern. No-Fish-Sauce von Arche)
4 Kaffir-Limettenblätter
200 g Hühnerbrust (sehr lecker: Veganes Huhn von Rügenwalder)
100 g Champignons
1 TL Zucker

Koriander, Frühlingszwiebel und Chili in feinen Streifen für die Garnitur

Zuerst das Zitronengras in drei bis vier Zentimeter lange Stücke schneiden und leicht mit dem Messerrücken drauf klopfen. Die Hälfte der Kokosmilch mit der Brühe zum Kochen bringen. Zitronengras, Galgant, Limettenblätter und die Chilis mit der Fischsauce hinzufügen und 10 Minuten köcheln lassen.
Nun die Champignons hinzufügen und 5 Minuten kochen. Jetzt das Hühnerfleisch unterrühren und ein paar Minuten auf kleiner Flamme garen. Den Rest der Kokosmilch dazufügen und mit Limettensaft, Zucker und Fischsauce abschmecken. In Schalen anrichten und mit Chilistreifen, Frühlingszwiebeln und Koriander garnieren. Vor dem Servieren am besten das Zitronengras, Galgant und die Limettenblätter wieder entfernen. Statt Hühnerfleisch kann man auch gut 500g Pilze nehmen.

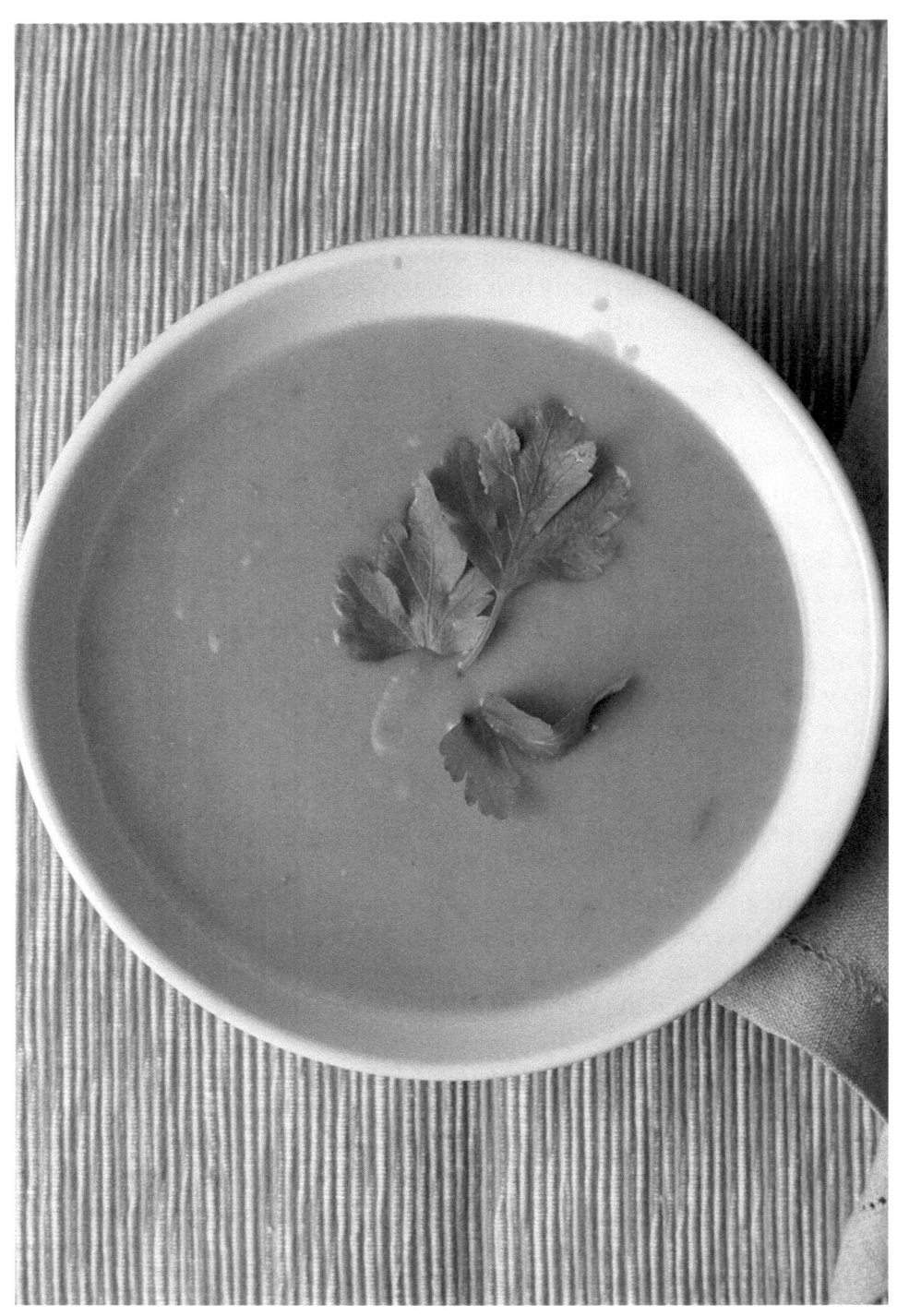

Kürbissuppe

Die Suppe mit Kokosmilch ist eins meiner Lieblingsgerichte. Am besten schmeckt sie, wenn sie über Nacht gut durchgezogen ist. Wichtig: Erst aufwärmen und dann pürieren, da sie sonst beim Aufwärmen am Topfboden leicht anbrennt. Als kleine Einlage empfehle ich leicht geröstete Cashewkerne oder Curry-Mango-Tofu in Curry angebraten und mit etwas Orangensaft abgelöscht.

Zutaten für 1 Person:

300 g Hokkaido
2 mittlere Kartoffeln
1 Zwiebel
1 Knoblauchzehe
3-4 cm Ingwer
1 kleine rote Chilischote
1 TL Currypulver
1 TL Kreuzkümmel
1 TL Koriander
100 ml Kokosmilch
1 TL Rapsöl

Den Kürbis vierteln, die Kerne entfernen und ihn in grobe Würfel schneiden. Kartoffeln und Zwiebel schälen und grob zerkleinern, genauso den Ingwer. Bei der Chilischote den Kopf entfernen und wer es nicht ganz so scharf will, kann die Kerne entfernen, danach Hände mit Seife abwaschen, da man sich sonst schnell den frischen Chili in die Augen reibt. Zwiebel, Ingwer und Chili im Öl anbraten, bis sie etwas braun geworden sind. Dann die Gewürze hinzufügen und mit anbraten, denn nur so können sich die Aromen vom Curry entfalten. Kartoffeln und Kürbis hinzufügen und ein paar Minuten mitanbraten. Mit etwas Wasser aufgießen, so dass alle Zutaten bedeckt sind. 35 Minuten auf kleiner Flamme köcheln lassen. Die Kokosmilch hinzufügen und durchziehen lassen oder pürieren und servieren. Guten Appetit

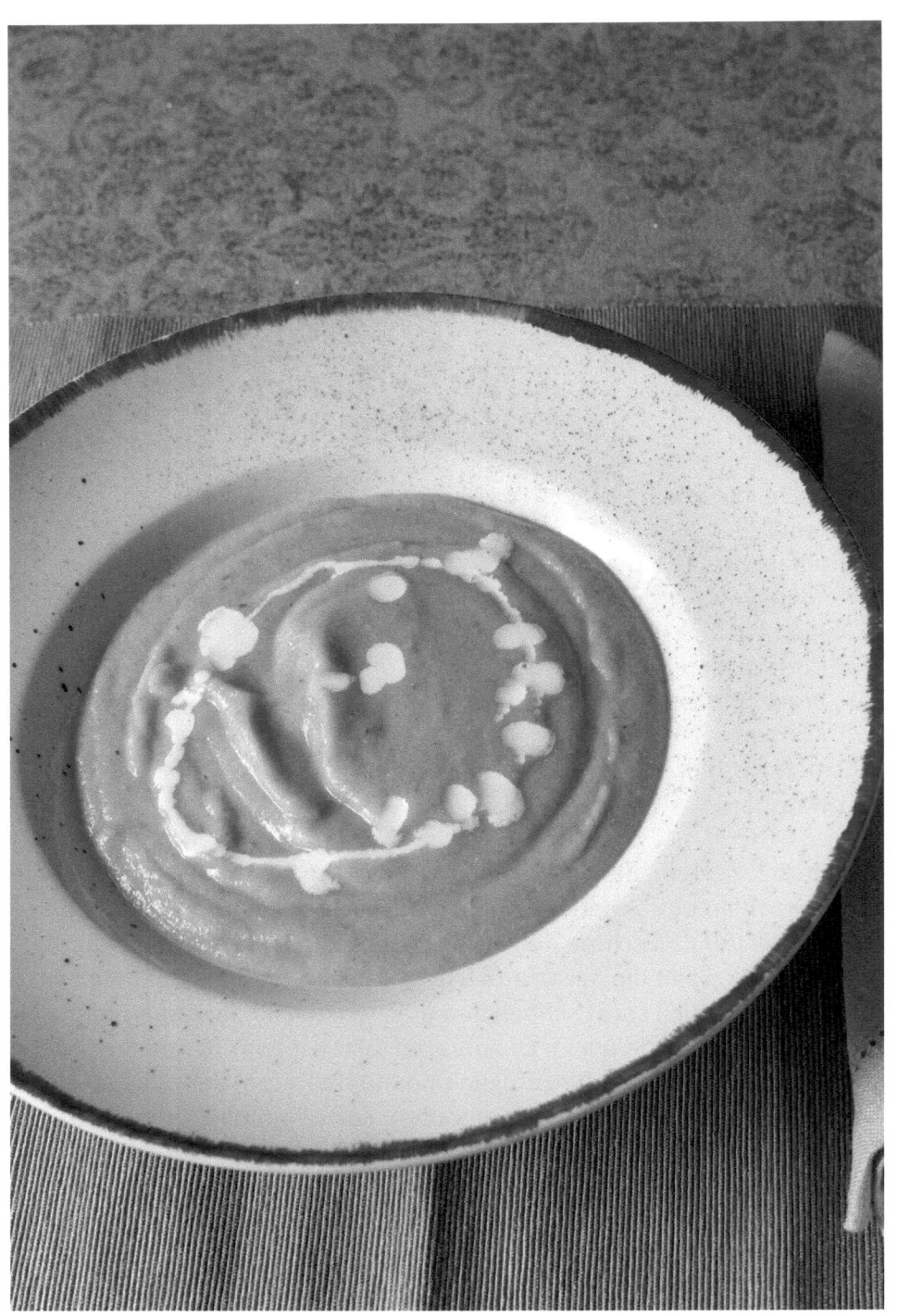

Brokkolicremesuppe

Dies ist eine sehr leicht und schnell zuzubereitende Suppe, wo man keine Kochfee für sein muss.

Zutaten für 1 Person:

1 Brokkoli
2 mittlere Kartoffeln
1 Zwiebel
1 Knoblauchzehe
Etwas Muskat, am besten frisch gerieben
2 TL Gemüsebrühe
Pfeffer
Salz
Soja Cuisine nach Bedarf
1 EL Rapsöl

Kartoffeln waschen, Knoblauch und Zwiebeln schälen und alles nur grob kleinschneiden, da die Suppe am Ende püriert wird. Den Brokkoli waschen und grob kleinschneiden, auch den Strunk. Nur unten den Boden abschneiden und in den Biomüll geben.

In einem Topf das Öl erhitzen, die Zwiebeln und den Knoblauch anbraten, die Kartoffeln hinzugeben und etwas Farbe bekommen lassen, das sorgt am Ende fürs Aroma. Den Brokkoli dazu geben und ebenfalls ein bisschen anbraten. Die Gewürze hinzugeben, mit Wasser bis zum Rand des Grmüses aufgiessen und die Suppe etwa 20 Minuten köcheln lassen.

Den Topf von der heißen Platte nehmen, etwas Soja Cuisine hinzufügen, die Suppe fein pürieren und genießen. Guten Appetit!

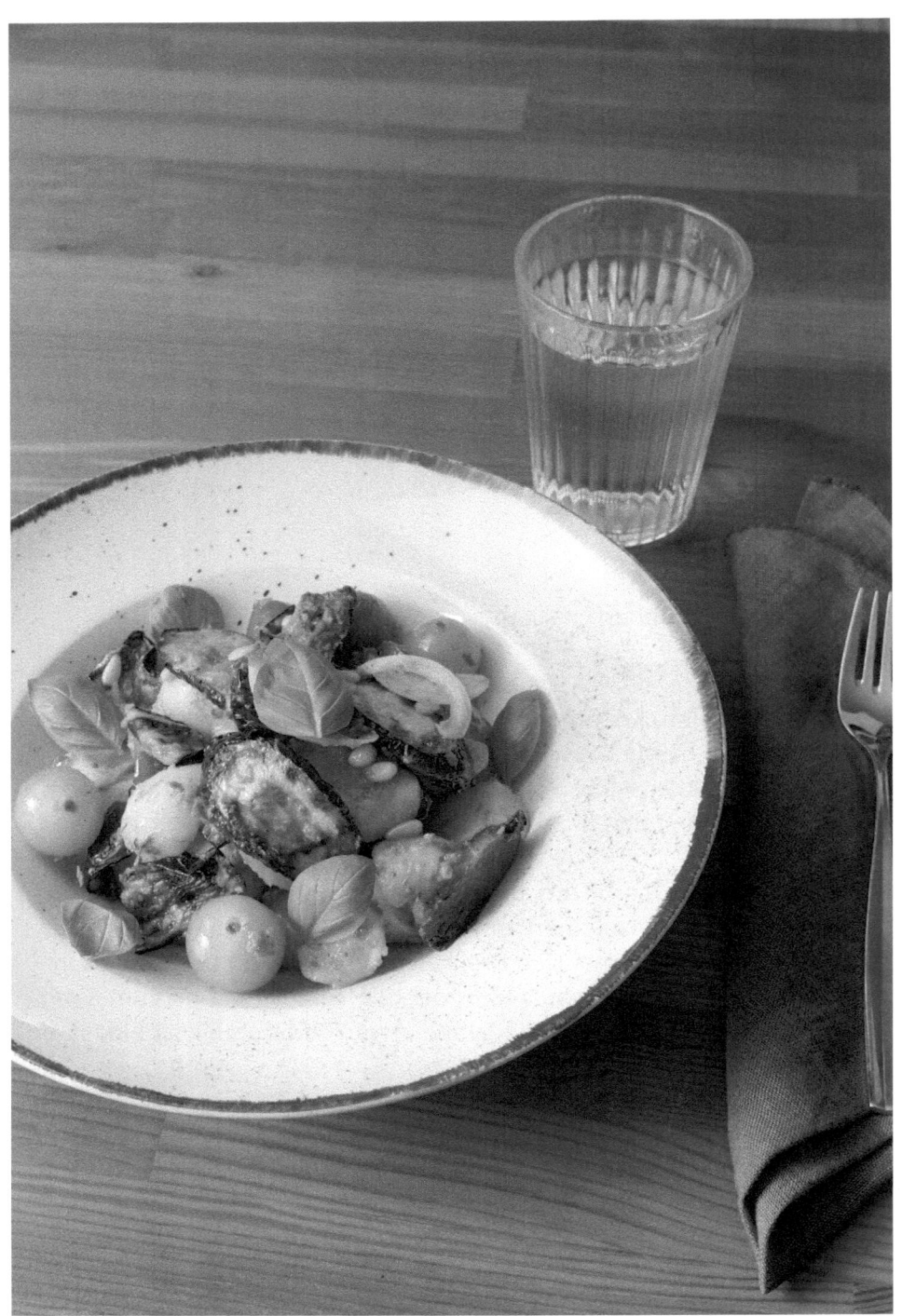

Salate

Wissen Sie, was das Tolle an Salaten ist? Man schlemmt und isst gleichzeitig viele Ballaststoffe! Und weil man so verdammt brav ist, darf man sich dazu auch ein Brötchen gönnen oder eine kleine Minipizza essen.

Das habe ich immer gemacht, wenn ich beim Italiener essen war. Ein großer Salat und eine Minipizza und ich hatte nicht das Gefühl, ich müsste auf irgendetwas verzichten.

Sie sehen also, es gibt keinen Grund, zu verzweifeln oder zu denken, sie könnten nichts mehr essen. :)

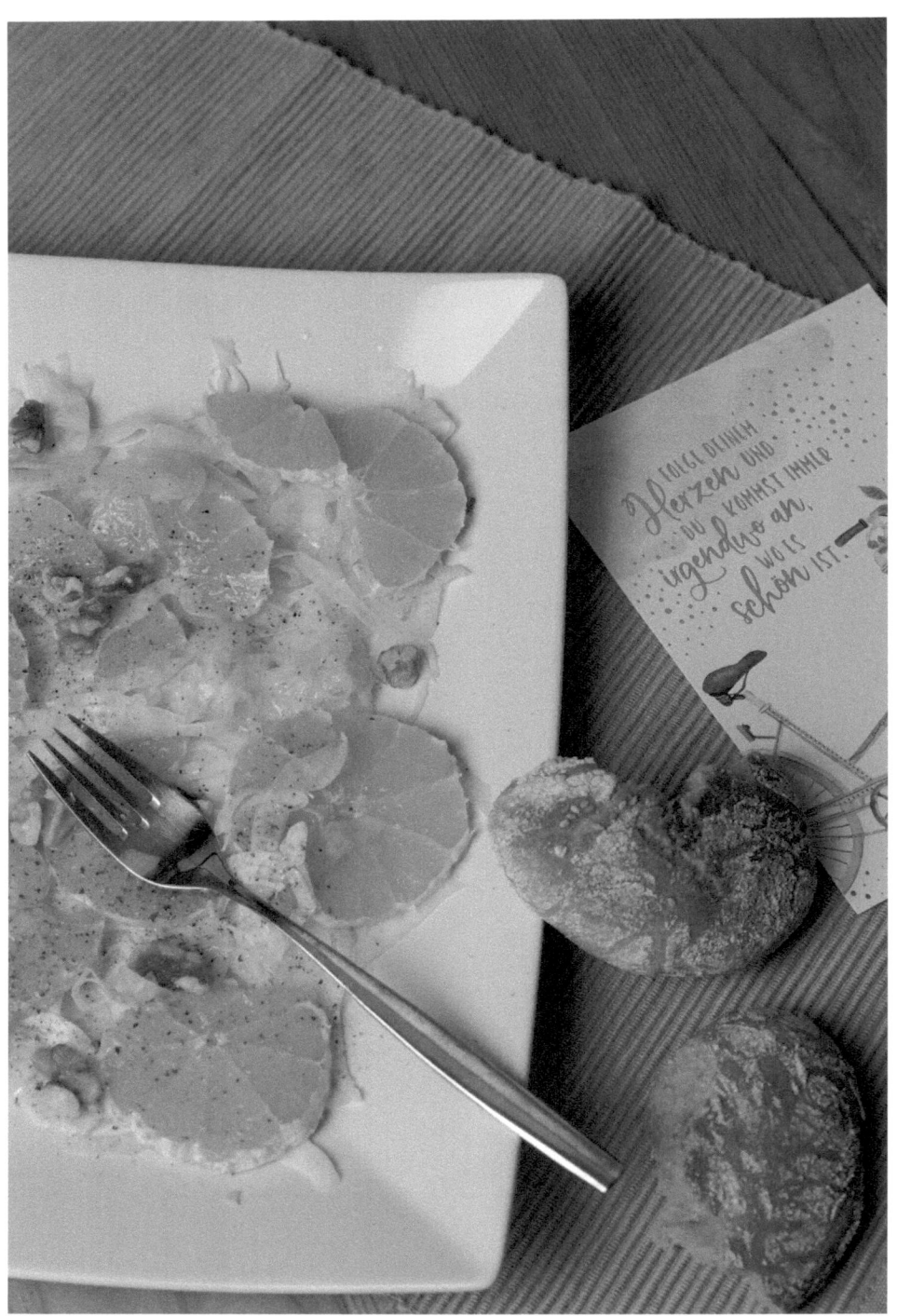

Fenchelsalat mit Orangen

Dieses Rezept ist typisch italienisch und ich habe es in einem kleinen itaiienischen Café in Berlin gegessen. Es profitiert deutlich von einem hochwertigen Olivenöl, denn das Gericht besteht sonst nur aus sehr wenigen Zutaten.

Zutaten für eine Person:

1 Orange
400 g Fenchel
1 Hand voll Walnüsse
1 bis 2 EL gutes Olivenöl
Salz
Pfeffer

Den Fenchel waschen und mit einem Hobel ganz fein hobeln oder mit einem Messer sehr dünn schneiden. Die Orange schälen und dünne Scheiben schneiden. Den Fenchel auf einem großen Teller verteilen, die Orangenscheiben und die Walnüsse ebenfalls und mit Öl sowie Salz und Pfeffer würzen. Guten Appetit!

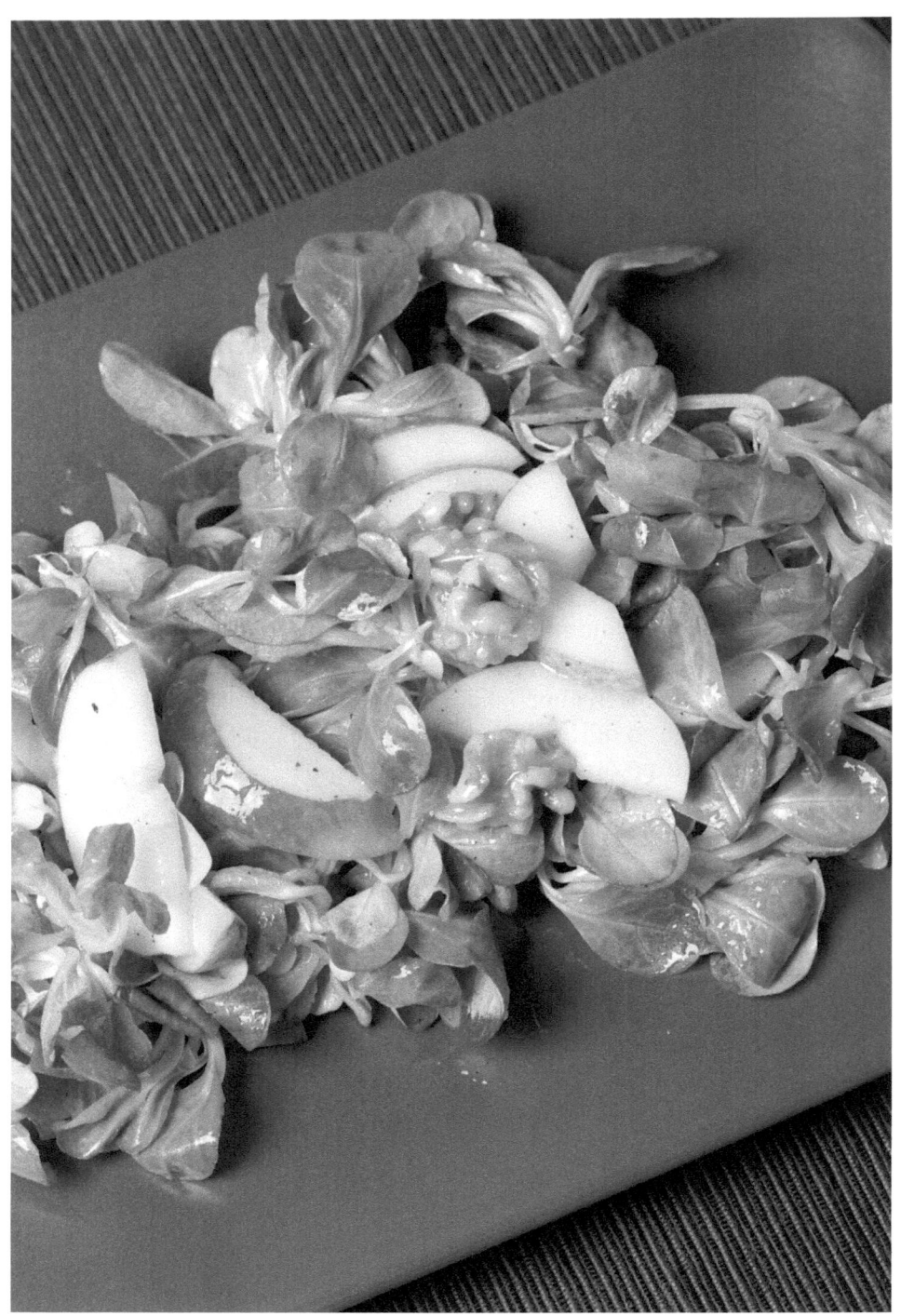

Feldsalat mit Apfel, Birne, Walnuss

Mein Liebling im Winter ist der Feldsalat mit Birne, Apfel und Walnuss. Theoretisch kann man die Zutaten alle aus deutschem Anbau bekommen, was das Rezept regional und saisonal macht. Ein Dressing mit Walnussöl, Senf und Agavensirup drängt sich nicht auf und unterstreicht die fruchtige Note des Salates.

Zutaten für 1 Person

Dressing

1 EL Olivenöl
1 EL Aceto Balsamico weiß
1 TL Walnussöl
1 TL mittelscharfer Senf
Salz
weißer Pfeffer
1 TL Agavensirup oder Honig

Salat

150 g Feldsalat
1 Birne
1 Apfel
1 Zwiebel in halbe Ringe geschnitten
Walnüsse nach Bedarf, am besten frisch geknackt

Für das Dressing alle Zutaten mit einem kleinen Schneebesen gut mischen und über den gewaschenen Salat sowie die kleingeschnittene Birne und den Apfel kippen, alles gut durchmischen. Dazu passt ein fruchtiger Weißwein sehr gut. Guten Appetit!

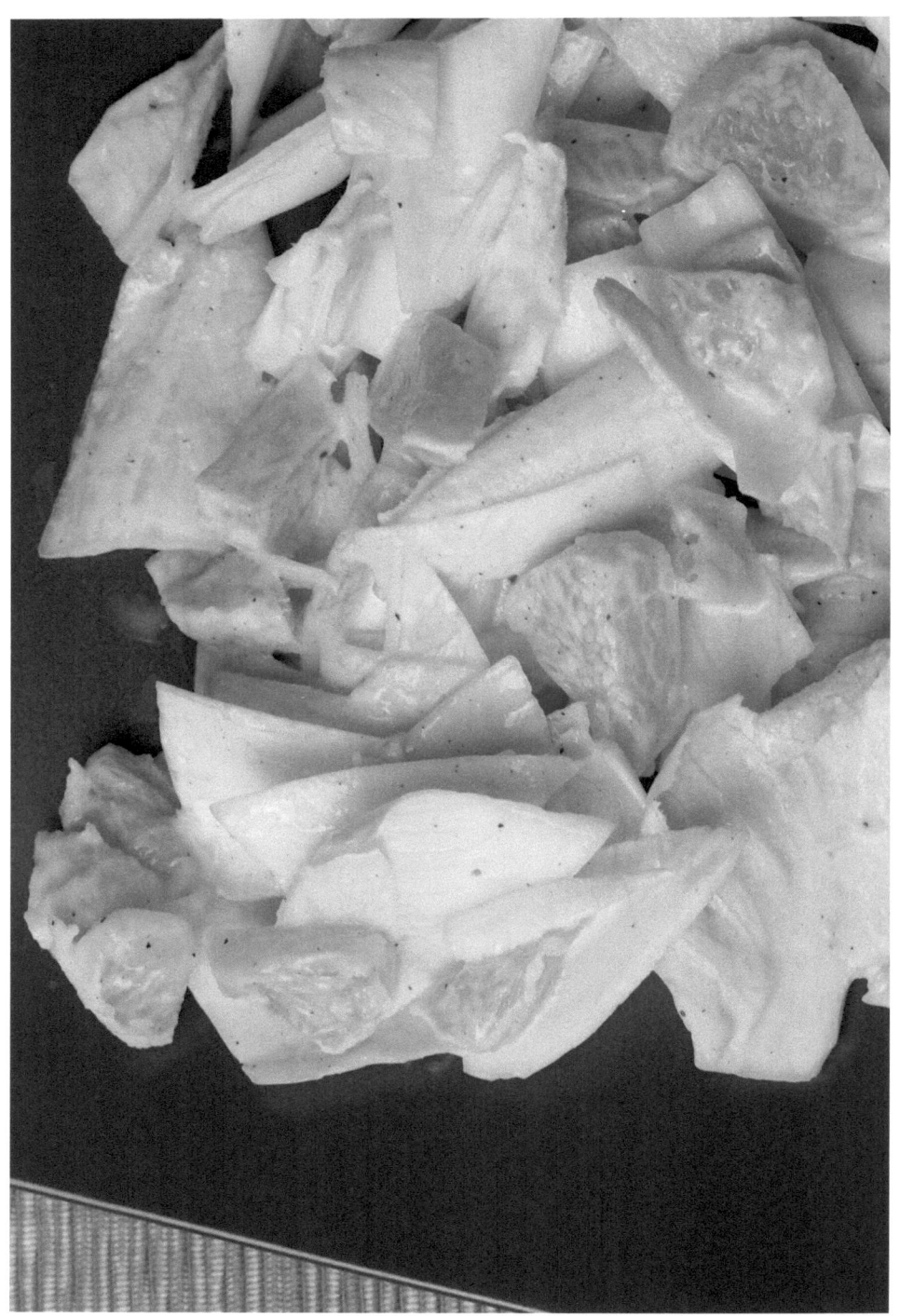

Chicoréesalat mit Orange

Dieses Rezept für Chicoréesalat mit Joghurt und Orange stammt von meiner Mutter, ich verwende hierfür lediglich ungesüßten Sojajoghurt statt Kuhmilchjoghurt und nehme manchmal noch eine Grapefruit dazu. Diesen Salat gab es bei uns immer im Winter und ich liebe ihn.

Chicorée wird oft als Rohkostsalat gegessen und schmeckt durch das enthaltene Intybin leicht bitter. In Frankreich, den Niederlanden und Belgien wird er häufig gedünstet, in Salzwasser gekocht oder leicht angebraten als Gemüse verwendet und in den USA und hier meist roh verzehrt. Aus der Wurzel wird ein kaffeeähnliches Getränk, der Zichorienkaffee, hergestellt.

Weißer Chicorée ist angenehm herb und bitter und schmeckt schön zart und der rote ist milder und würziger. Chicorée ist sehr gesund, da er kalorien- und fettarm ist und viel Vitamin A, B und C sowie Kalium, Phosphor, Kalzium und Magnesium enthält. Viel wichtiger sind aber die ebenfalls enthaltenen Bitterstoffe, da sie gut für Magen und Darm sind. Inulin ist ein löslicher Ballaststoff und sorgt für eine gesunde Darmflora.

Zutaten für 2 Personen

3-4 Chicorée
250 ml ungesüßten Sojajoghurt
1 Orange
1 Grapefruit
Salz
frisch gemahlenen Pfeffer

Den Chicorée kleinschneiden und waschen, wer will kann den Strunk entfernen, ich esse ihn immer mit. Die Orange schälen und kleinschneiden, bei der Grapefruit das Fruchtfleisch von der Haut befreien und es zerkleinern. In einer Schüssel den Joghurt mit Salz und Pfeffer würzen, die Zutaten hinzufügen, alles gut durchmischen und genießen.

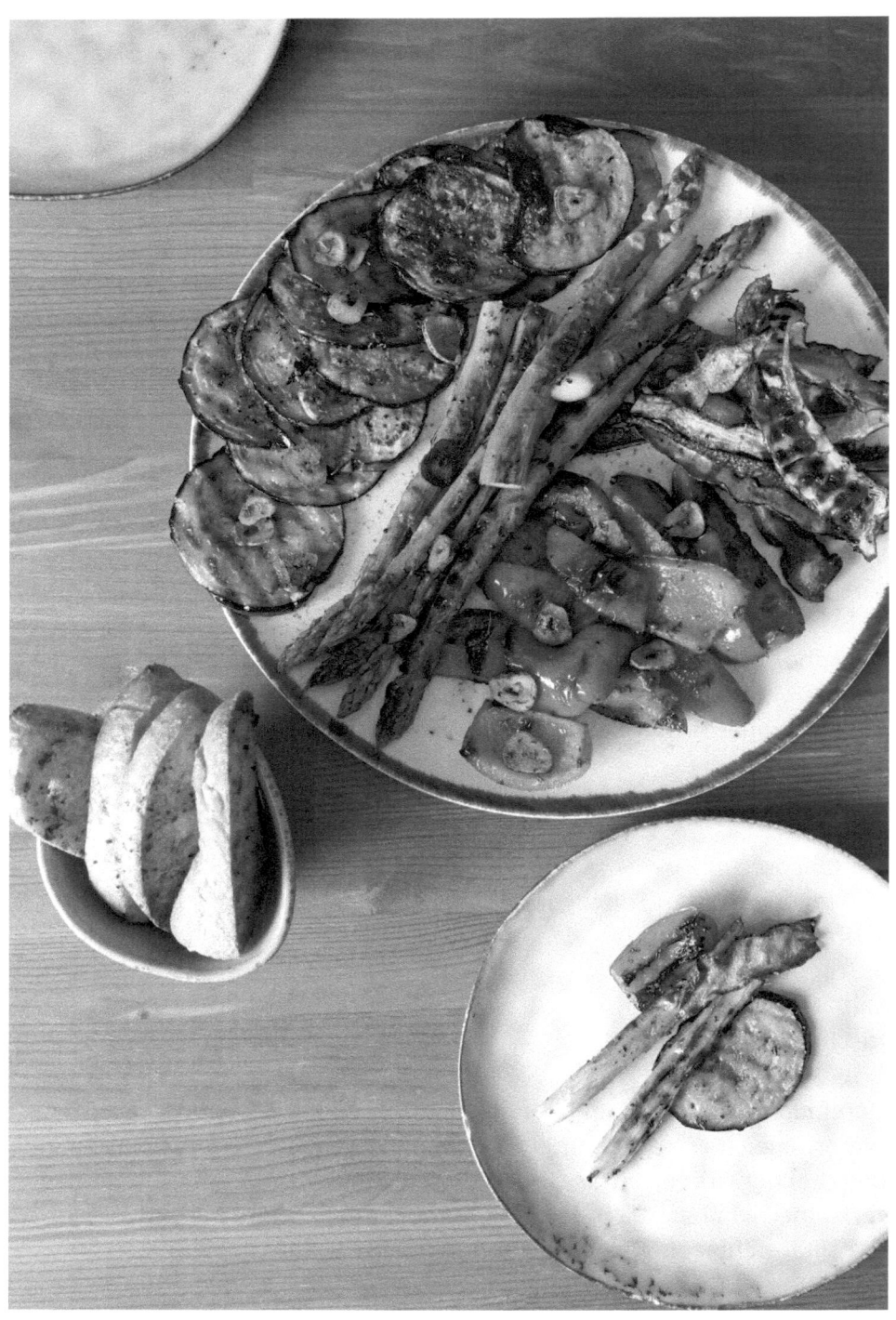

Antipasti-Platte

Antipasti liebe ich! Man kann sie wunderbar vorbereiten, sie halten sich etwas im Kühlschrank und man kann immer saisonales Gemüse verwenden neben den Klassikern Zucchini, Paprika und Aubergine. Für Spargel kann man zum Beispiel auch wunderbar Champignons, Tomaten, Kürbis, Fenchel oder Möhren nehmen.

Zutaten für 2 Personen:

250 g grüner Spargel
1 große Aubergine
1 große Zucchini
1 große rote Paprika
2 Zehen Knoblauch
Olivenöl nach Bedarf
Salz
Pfeffer
Evtl. etwas Basilikum getrocknet
Brötchen

Das Gemüse waschen, in Scheiben schneiden oder längs in lange Streifen schneiden und mit dem Olivenöl, in Scheiben geschnittenem Knoblauch und den Gewürzen marinieren.

Gemüse nach und nach in der Grillpfanne oder auf dem Grill braten. Aubergine braucht viel Olivenöl sonst schmeckt sie nicht. Hier braucht man es gar nicht erst zu versuchen, Öl einzusparen. Das Gemüse auf einem Teller schön anrichten und genießen.

Dazu schmecken zum Beispiel die italienischen Weizenbrötchen aus diesem Buch. Die kann man in Scheiben schneiden und ebenfalls in der Pfanne etwas rösten.

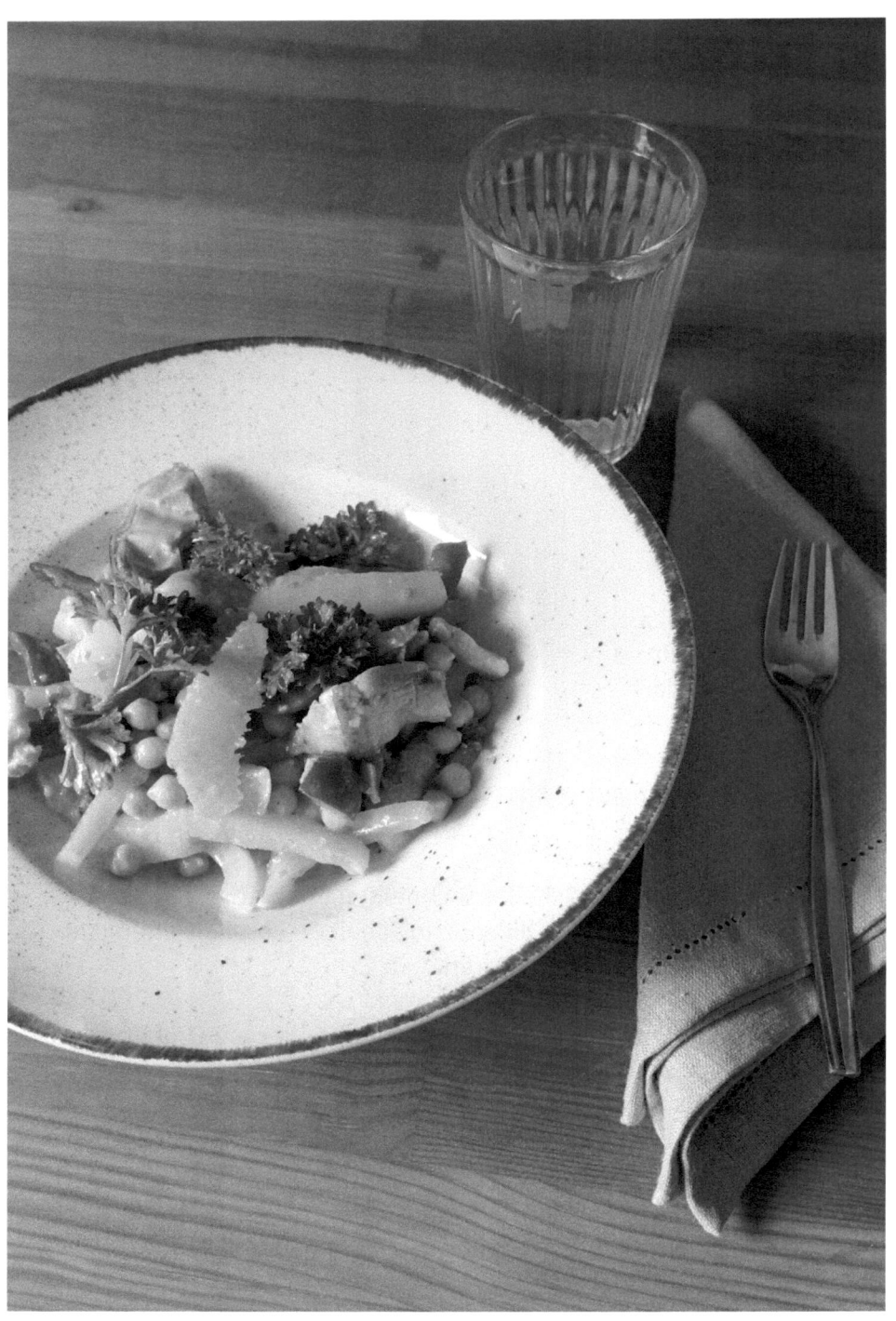

Salat mit Paprika, Orangen & Avocado

Zutaten für 2 Personen:

1 Orange
1 gelbe Paprikaschote
1 rote Paprikaschote
200 g Artischocken in Öl (Abtropfgewicht)
250 g Kichererbsen aus der Dose (Abtropfgewicht)
1 Avocado
1/2 Bund Petersilie

Dressing

2 El Olivenöl
1 Knoblauchzehe
2 El Aceto Balsamico dunkel
Salz
Pfeffer
1 Spritzer Zitronensaft

Die Filets aus der Orange herausschneiden: Die Orange oben und unten abschneiden, dann mit dem Messer von oben nach unten die Orange schälen, inklusive der weißen Haut. Die Filets aus den Häuten herausscheiden. Die Orange über die Schüssel halten, denn der Saft tropft. Die Paprika waschen und den Stiel sowie das Weiße entfernen, in Steifen schneiden. Die Kichererbsen abspülen und abtropfen lassen. Avocado halbieren, vorsichtig den Kern entfernen, hier verletzen sich viele Leute. Mit einem Löffel das Fruchtfleisch herausholen und in Streifen schneiden. Petersilie waschen, trocken schütteln, Blättchen abzupfen. Für das Dressing den Knoblauch schälen und pressen. Die Zutaten in einer Schüssel mit einem kleinen Schneebesen cremig rühren. Alle Zutaten in die Schüssel geben, mit dem Dressing vermischen.

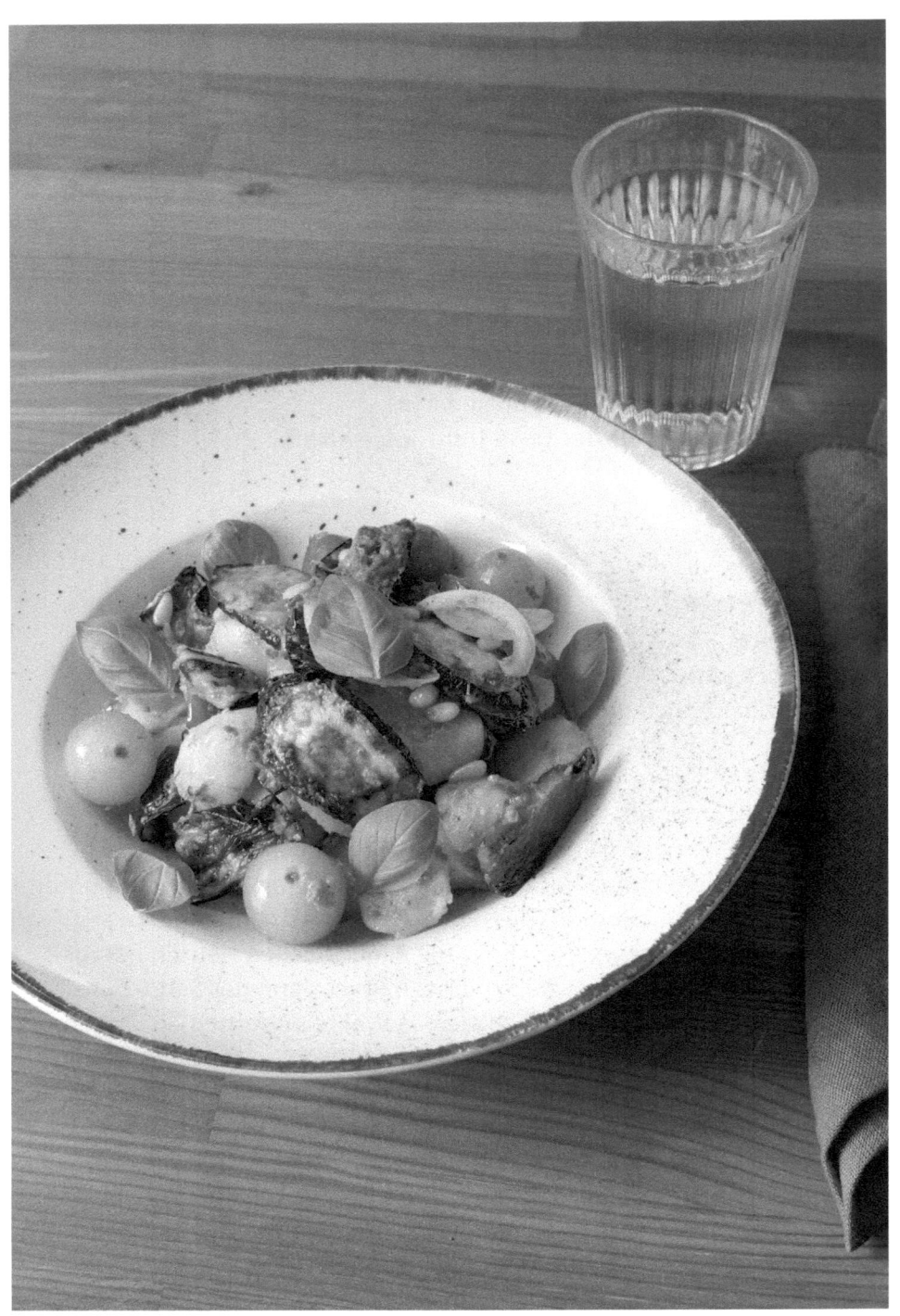

Kartoffelsalat

Zutaten für 2 Personen:

500 g kleine Kartoffeln
2 El Pinienkerne
1 Zucchini
1 rote Paprika
1 Aubergine
200 g Tomaten
100 g Oliven
Basilkum nach Bedarf

Dressing

2 El Olivenöl
1 Knoblauchzehe
2 El Aceto Balsamico dunkel
Salz
Pfeffer
1 Spritzer Zitronensaft

Die Kartoffeln abspülen und in Wasser etwa 20 Minuten kochen. Mit einer Gabel anpieken und testen, ob sie schon gar sind. Abgiessen, abkühlen lassen und pellen, in Viertel schneiden. Die Pinienkerne in der Grillpfanne kurz rösten, bis sie leicht braun werden. Gemüse waschen, bei der Paprika den Stiel sowie das Weiße entfernen, in Steifen schneiden. Die Aubergine in grobe Streifen schneiden und die Zucchini ebenfalls. In der Grillpfanne so lange braten, bis das Gemüse noch etwas biss hat. Aubergine braucht viel Olivenöl sonst schmeckt sie nicht. Hier braucht man es gar nicht erst zu versuchen, Öl einzusparen.

Für das Dressing den Knoblauch schälen und pressen. Die Zutaten in einer Schüssel mit einem kleinen Schneebesen cremig rühren. Alle Zutaten in die Schüssel geben, mit dem Dressing vermischen.

Anhang

Nützliche Links

Analfissurstift Tordynex Medical AG

Bienenwachspastillen beegut.de

Toilet Yoga bei YouTube eingeben!

AG GGUP – Gynäkologie Geburtshilfe Urologie Proktologie Therapeutenliste Beckenboden

Literaturempfehlungen

Studie zur Bienenwachscreme : The Safety and Efficacy of a Mixture of Honey, Olive Oil, and Beeswax for the Management of Hemorrhoids and Anal Fissure: A Pilot Study Link: https://www.hindawi.com/journals/tswj/2006/602698/

Abnehmen für hoffnungslose Fälle: Hardcore-Tipps aus der Suchtmedizin

Darm mit Charme: Alles über ein unterschätztes Organ

Das Salz-Zucker-Fett-Komplott: Wie die Lebensmittelkonzerne uns süchtig machen

Mit Ernährung heilen: Besser essen – einfach fasten – länger leben.

Reboot with Joe: Die Saftkur

Weizenwampe: Warum Weizen dick und krank macht

Kochbuchempfehlungen

Justin P. Moore

Kochbücher aus Sri Lanka, Indien, Mexiko, Malaysia, Äthiopien uvm
Tim Mälzer: Greenbox (vegetarische Gerichte)

Claudelle Deckert: Basisch clean + green für mehr Balance und Wohlbe-finden (vegan-vegetarisch)

BOSH! (sehr leckere vegane Gerichte)

Bildrechte:

Foto Kapitel Entspannungstechniken: Photo by Jared Rice on Unsplash

Foto Kapitel Physiotherapie: Photo by Cristian-Newman on Unsplash

Alle anderen Fotos in diesem Buch: Mia Bach